Xinfa Ganranbing Huanzhe
Jingmai Zhiliao Shouce

新发感染病患者
静脉治疗手册

主审 朱会耕

主编 姒怡冰 钱 梅 包江波

复旦大学出版社

· 编委会 ·

▶ 前　言

　　静脉治疗是指将各种药物及血液(包括血液制品)通过静脉注入血液循环,以达到药物治疗,纠正水、电解质紊乱,补充血容量以及营养支持和抢救的目的。静脉治疗技术及器材(具)在近几年发展迅速,无论是静脉置管的器具选择、穿刺部位的使用维护,还是各类并发症的预防处理都发生了日新月异的变化。感染病是指由病原微生物(如朊粒、病毒、衣原体、立克次体、支原体、细菌、真菌、螺旋体和寄生虫)感染所致的疾病。静脉治疗是感染病患者的主要用药途径之一,特别是危重症患者。在此背景下,《新发感染病患者静脉治疗手册》一书,以国家最新诊疗方案和工作要求为指导,结合《静脉治疗护理技术操作规范》和复旦大学附属华山医院北院感染病医疗团队的临床工作经验编写而成,旨在为临床护理人员安全规范地实施静脉治疗提供专业指导。

　　本书包括概述、血管通路建立与维护、消毒与隔离、职业防护4个章节,既体现了临床静脉治疗的重点原则,又关注了其工作细节,对临床静脉治疗工作有一定的指导性和实用性。

　　本书在编写过程中得到复旦大学附属华山医院北院医疗、护理专家的大力支持和指导,在此一并表示诚挚的谢意!

　　全体编者本着高度认真负责的态度参与本书的编写工作,但因时间仓促和水平有限,随着临床医用器材的发展和护理操作技能的更新,本书中的不完善之处,恳请各位专家、同仁提出宝贵意见。

编者

2021 年 10 月

▶ 目　录

第一章　概述

◆▶ 第一节　感染病概述 ◀◆

感染病是指由病原微生物,如朊粒、病毒、衣原体、立克次体、支原体、细菌、真菌、螺旋体和寄生虫(如原虫、蠕虫)、医学昆虫感染人体后产生的有传染性、在一定条件下可造成流行的疾病。

一、病原学特点

每种感染病都是由特异性病原体引起的。病原体可以是微生物或寄生虫,并且都具有传染性,同时免疫功能正常的人体经显性或隐性感染某种病原体后,都能产生针对该病原体及其产物的特异性免疫。

二、流行病学特点

(一)传染源

目前所见传染源主要是患者、隐形感染者、病原携带者以及受感染的动物。

(二)传播途径

同一种感染病可以有多种传播途径,如呼吸道传播、消化道传播、接触传播、虫媒传播、血液及体液传播、医源性感染。上述均为水平传播,还存在属于垂直传播的母婴传播。

三、 临床特点

(一)病程发展的阶段性

感染性疾病的发生、发展和转归,通常分为潜伏期、前驱期、症状明显期、恢复期4个阶段。潜伏期长短不一,大多在数天内。前驱期中的临床表现通常是非特异性的,如头痛、发热、疲乏、食欲下降和肌肉酸痛等,一般持续1~3天。在症状明显期,感染性疾病所特有的症状和体征通常获得充分的表现。急性感染病患者度过前驱期后,某些感染病,如麻疹、水痘患者往往转入症状明显期。当机体的免疫力增长至一定程度,体内病理生理过程基本终止,患者的症状及体征基本消失,临床上称为恢复期。

(二)常见的症状与体征

1. 发热

(1)发热程度:临床上可在口腔舌下、腋下或直肠探测体温。其中,口腔和直肠需探测3分钟,腋下需探测10分钟。以口腔温度为标准,发热的程度可分为:①低热,37.5℃至38℃以下;②中度发热,38℃至39℃以下;③高热,39℃至41℃以下;④超高热,

41℃以上。

（2）发热过程：主要分为体温上升期、极期、体温下降期 3 个阶段。

（3）热型及其意义：热型是感染性疾病的重要特征之一，具有鉴别诊断意义。较常见的有稽留热、弛张热、间歇热、回归热和不规则热 5 种。

2. 发疹

许多感染性疾病在发热的同时伴有发疹，称为发疹性感染性疾病。发疹时可出现皮疹，分为外疹和内疹两大类。出疹时间、部位和先后次序对诊断和鉴别诊断有重要参考价值。皮疹的形态可分为斑丘疹、出血疹、疱疹和荨麻疹四大类。

3. 毒血症状

病原体的各种代谢产物，包括细菌毒素在内，可引起除发热以外的多种症状。严重者可有意识障碍、谵妄、脑膜刺激征、中毒性脑病、呼吸衰竭及休克等表现。

4. 单核吞噬细胞系统反应

在病原体及其代谢产物的作用下，单核吞噬细胞系统可能出现增生反应，临床表现为肝、脾和淋巴结肿大。

四、 诊断标准

（一）临床资料

全面而准确的临床资料来源于详尽的病史询问和细致的体格检查。发病的诱因和起病的方法对感染性疾病的诊断有重要参考价值，必须加以注意。热型及伴随症状，如腹泻、头痛和黄疸都要从鉴别诊断的角度加以描述。进行体格检查时不要忽略有重要诊断意义的体征。

（二）流行病学资料

流行病学资料在感染病的诊断中占重要地位,具体包括:①感染病的地区分布。有些感染病局限在一定的地区范围,有些感染病可有一些特定的动物为传染源和传播媒介,在一定条件下才会传给人和家畜。②感染病的时间分布。不少感染病的发生有较强的季节性和周期性。③感染病的人群分布。许多感染病的发生与年龄、性别、职业有密切关系。

（三）实验室及其他检查资料

1. 一般实验室检查
血液常规检查中以白细胞计数和分类的用途最广。白细胞总数显著增多常见于化脓性细菌感染;革兰阴性杆菌感染时白细胞总数往往升高不明显甚至减少;病毒性感染时白细胞总数通常减少或正常;原虫感染时白细胞总数也常减少。如发现中性粒细胞百分率增加甚至出现幼稚细胞而白细胞总数不高,常提示严重感染。传染性单核细胞增多症患者的淋巴细胞增多,并有异型淋巴细胞出现。蠕虫感染患者的嗜酸性粒细胞通常增多。

尿常规检查有助于钩端螺旋体病和肾综合征出血热(流行性出血热)的诊断,患者尿内常有蛋白、白细胞、红细胞;肾综合征出血热患者的尿内有时还可见到膜状物。粪便常规检查有助于肠道细菌与原虫感染的鉴别诊断。

2. 病原学检查
根据病原体的大小和在体内的分布可做如下相应的检查。

（1）直接检查病原体。

（2）分离培养病原体。

（3）检测特异性抗原。

（4）检测特异性核酸。

3. 特异性抗体检测

特异性抗体检测又称血清学检查。在感染性疾病早期，特异性抗体在血清中往往尚未出现或滴度很低，而在恢复期或病程后期抗体滴度有显著升高，故在急性期及恢复期双份血清检测抗体由阴性转为阳性或其滴度升高 4 倍以上时有重要的诊断意义。

4. 其他

其他检查包括支气管镜检查、胃镜检查和结肠镜检查等内镜检查，超声检查、磁共振成像（MRI）、计算机体层成像（CT）和数字减影血管造影（DSA）等影像学检查，以及活体组织检查等。

五、 临床分型

根据感染病临床过程的长短可分为急性、亚急性和慢性；按病情轻重可分为轻型、中型、重型和暴发型。

六、 治疗原则

治疗感染病的目的不仅在于促进患者康复，而且在于控制传染源，防止疾病进一步传播。要坚持综合治疗的原则，即治疗与护理、隔离与消毒并重；一般治疗、对症治疗与病原治疗并重的原则。

（一）一般治疗及支持治疗

（1）按照患者所患感染病的传播途径和病原体的排出方式及时间,做好隔离和消毒工作,并且保证病室的空气流通和温度适宜,使患者保持良好的休息环境。

（2）保证一定的热量供应,根据不同的病情给予流质、半流质饮食等,并且及时补充液体及盐类,同时注意危重者如有循环衰竭或呼吸困难、发绀时,及时给氧。

（二）病原或特异性免疫治疗

1. 抗感染治疗

针对细菌和真菌的药物主要为抗生素及化学制剂。应及早确立病原学诊断,熟悉选用药物的适应证、抗菌活性、药物动力学特点和不良反应,再结合患者的生理、病理、免疫等合理用药。

2. 抗病毒治疗

目前有效的抗病毒药物按病毒类型可分为广谱抗病毒药物、抗 RNA 病毒药物、抗 DNA 病毒药物。

3. 抗寄生虫治疗

原虫及蠕虫感染的病原治疗常用化学制剂。氯喹是控制疟疾发作的传统药物,自从发现氯喹抗恶性疟原虫以来,青蒿素类药物受到广泛关注。阿苯达唑、甲苯达唑是目前治疗肠道线虫病的有效药物。乙胺嗪及呋喃嘧酮用于治疗丝虫病。吡喹酮是最主要的抗吸虫药物,对血吸虫病治疗有特效。

4. 免疫治疗

特异性免疫治疗也是感染病治疗的一个重要方面,因为感染的发生是病原体和人体相互作用的结果,这在缺少病原治疗手段的时候尤为重要。白喉抗毒素、破伤风抗毒素、肉毒抗毒素用于治疗白喉杆菌、破伤风杆菌、肉毒杆菌等外毒素引起的疾病,治疗前需做皮肤试验,因其属于动物血清制剂,容易引起过敏反应,对抗毒素过敏者必要时可用小剂量逐渐递增的脱敏办法。干扰素等免疫调节剂可调节宿主免疫功能,用于乙型肝炎、丙型肝炎的治疗。胸腺素作为免疫增强剂也在临床使用。免疫球蛋白作为一种被动免疫制剂,通常用于严重病毒或细菌感染的治疗。

（三）对症治疗

对症治疗主要针对感染病症状明显期出现的复杂的病理生理异常,不但有减轻患者痛苦的作用,而且可通过调节患者各系统的功能,达到减少机体消耗、保护重要器官、使机体损伤降至最低的目的。

（四）康复治疗

某些感染病,如脊髓灰质炎、脑炎和脑膜炎等可引起某些后遗症,可采取针灸、理疗、高压氧舱等康复治疗措施,以促进机体功能的恢复。

（五）中医治疗

中医治疗对调节患者各系统的功能起着相当重要的作用。某些中药,如黄连、大蒜、鱼腥草、板蓝根和山豆根等还有一定的抗微生物作用。

七、 易感人群

人群对病原体普遍易感。

◈◈ 第二节　静脉输液治疗概述 ◈◈

静脉治疗是将各种药物(包括血液制品)及血液通过静脉注入血液循环的治疗方法,以达到纠正水、电解质紊乱,补充血容量,以及营养支持、药物治疗和抢救的目的。

本章节描述了:①实践范围;②引用文件;③术语和定义;④基本要求与原则;⑤操作前评估;⑥穿刺与维护;⑦输液工具及连接装置介绍。

一、 实践范围

本标准规定了静脉治疗护理技术操作的要求。

本标准适用于全国各级各类医疗机构从事静脉治疗护理技术操作的医护人员。

二、 引用文件

下列文件适用于本书:

GBZ/T 213—2008　血源性病原体职业接触防护导则。

WS/T 313—2009　医务人员手卫生规范。

WS/T 433—2013 静脉治疗护理技术操作规范。

WS/T 661—2020 静脉血液标本采集指南。

三、术语与定义

下列术语与定义适用于本书。

1. 静脉治疗

静脉治疗(infusion therapy)是指将各种药物(包括血液制品)以及血液,通过静脉注入血液循环的治疗方法,包括静脉注射、静脉输液和静脉输血。常用工具包括注射器、输液(血)器、一次性静脉输液钢针、外周静脉留置针、中心静脉导管、经外周静脉置入中心静脉导管、输液港以及输液附加装置等。

2. 中心静脉导管

中心静脉导管(central venous catheter,CVC)是指经锁骨下静脉、颈内静脉、股静脉置管,尖端位于上腔静脉或下腔静脉的导管。

3. 经外周静脉置入中心静脉导管

经外周静脉置入中心静脉导管(peripherally inserted central catheter,PICC)是指经上肢贵要静脉、肘正中静脉、头静脉、肱静脉、颈外静脉(新生儿还可通过下肢大隐静脉、头部颞静脉、耳后静脉等)穿刺置管,尖端位于上腔静脉或下腔静脉的导管。

4. 输液港

输液港(port)全称为完全植入式静脉输液港(totally implantable venous access port,TIVAP),是指完全植入人体内的闭合输液装置,包括尖端位于上腔静脉的导管部分及埋植于皮下的注射座。

5. 无菌技术

无菌技术（aseptic technique）是指在执行医疗、护理操作过程中，防止一切微生物侵入机体，保持无菌物品及无菌区域不被污染的技术。

6. 导管相关性血流感染

导管相关性血流感染（catheter related blood stream infection）是指带有血管内导管或者拔除血管内导管 48 小时内的患者出现菌血症或真菌血症，并伴有发热（体温＞38℃）、寒战或低血压等感染表现，除血管内导管外没有其他明确的感染源。实验室微生物学检查显示：外周静脉血培养细菌或真菌阳性；或者从导管段和外周血培养出相同种类、相同药敏结果的致病菌。

7. 药物渗出

药物渗出（infiltration of drug）是指静脉输液过程中，非腐蚀性药液进入静脉管腔以外的周围组织。

8. 药物外渗

药物外渗（extravasation of drug）是指静脉输液过程中，腐蚀性药液进入静脉管腔以外的周围组织。

9. 药物外溢

药物外溢（spill of drug）是指在药物配置及使用过程中，药物意外溢出暴露于环境中，如皮肤表面、台面、地面等。

四、基本要求与基本原则

1. 基本要求

（1）静脉药物的配置和使用应在洁净的环境中完成。

（2）实施静脉治疗护理技术操作的医务人员应为注册护士、

医师和乡村医生,并应定期进行静脉治疗所必须的专业知识及技能培训。

(3) PICC 置管操作应由经过 PICC 专业知识与技能培训、考核合格且有 5 年及以上临床工作经验的操作者完成。

(4) 应对患者和照顾者进行静脉治疗、导管使用及维护等相关知识的宣传和教育。

2. 基本原则

(1) 所有操作应执行查对制度,并对患者进行两种以上方式的身份识别,询问过敏史。

(2) 穿刺针、导管、注射器、输液(血)器及输液附加装置等应一人一用一灭菌,一次性使用的医疗器具不应重复使用。

(3) 易发生血源性病原体职业暴露的高危病区,宜选用一次性安全型注射和输液装置。

(4) 静脉注射、静脉输液、静脉输血及静脉导管穿刺和维护应遵循无菌技术操作原则。

(5) 操作前后应执行 WS/T 313—2009《医务人员手卫生规范》规定,不应以戴手套取代手卫生。

(6) 置入 PVC 时宜使用清洁手套,置入 PICC 时宜遵守最大无菌屏障原则。

(7) PICC 穿刺以及 PICC、CVC、TIVAP 维护时,宜使用专用护理包。

(8) 穿刺及维护时应选择合格的皮肤消毒剂,如 2% 葡萄糖醇氯己定溶液(年龄<2 个月的婴儿慎用)、有效碘浓度不低于 0.5% 聚维酮碘或 2% 碘酊溶液和 75% 乙醇。

(9) 消毒时应以穿刺点为中心擦拭,至少消毒 2 遍或遵循消毒剂使用说明书,待自然干燥后方可穿刺。

（10）置管部位不应接触丙酮、乙醚等有机溶剂，不宜在穿刺部位使用抗菌油膏。

五、 操作前评估

（1）评估患者的年龄、病情、过敏史、静脉治疗方案、药物性质等，选择合适的输注途径和静脉治疗工具。

（2）评估穿刺部位皮肤情况和静脉条件，在满足治疗需要的情况下，尽量选择较细、较短的导管。

（3）一次性静脉输液钢针宜用于短期或单次给药，腐蚀性药物不应使用一次性静脉输液钢针。

（4）外周静脉留置针宜用于短期静脉输液治疗，不宜用于腐蚀性药物等持续性静脉输注。

（5）PICC宜用于中长期静脉治疗，可用于任何性质的药物输注，不应用于高压注射泵注射造影剂和血流动力学监测（耐高压导管除外）。

（6）CVC可用于任何性质的药物输注、血流动力学的监测，不应用于高压注射泵注射造影剂（耐高压导管除外）。

（7）TIVAP可用于任何性质的药物输注，不应使用高压注射泵注射造影剂（耐高压导管除外）。

六、 穿刺与维护

（一）外周静脉穿刺

外周静脉穿刺包括一次性静脉输液钢针穿刺和外周静脉留置

针穿刺。

1. 外周静脉穿刺步骤

（1）取舒适体位，向患者解释说明穿刺目的、注意事项。

（2）选择穿刺静脉，皮肤消毒。

（3）穿刺点上方扎止血带，绷紧皮肤穿刺进针，见回血后可再次进针少许。

（4）如为外周静脉留置针则固定针芯，送外套管入静脉，退出针芯，松止血带。

（5）选择透明或纱布类无菌敷料固定穿刺针，敷料外应注明日期、操作者签名。

2. 外周静脉穿刺注意事项

（1）宜选择上肢静脉作为穿刺部位，避开静脉瓣、关节部位以及有瘢痕、炎症、硬结等处静脉。

（2）成年人不宜选择下肢静脉进行穿刺。

（3）小儿不宜首选头皮静脉进行穿刺。

（4）接受乳腺癌根治术和腋下淋巴结清扫术的患者应选健侧肢体进行穿刺，有血栓史和血管手术史的静脉不应进行置管。

（5）一次性静脉输液钢针穿刺处的皮肤消毒范围直径应≥5 cm，外周静脉留置针穿刺处的皮肤消毒范围直径应≥8 cm，待消毒液自然干燥后再穿刺。

（6）应告知患者穿刺部位出现肿胀、疼痛等异常不适时，要及时告知医务人员。

（二）PICC 穿刺

1. PICC 穿刺步骤

（1）核对、确认置管医嘱，查看相关化验报告。

（2）确认已签署置管知情同意书。

（3）取舒适体位，测量置管侧的臂围和预置管长度，手臂外展与躯干呈45°～90°，对患者需要配合的动作进行指导。

（4）以穿刺点为中心消毒皮肤（消毒范围≥20 cm）、铺巾，建立最大化无菌屏障。

（5）用生理盐水预冲导管，检查导管完整性。

（6）在穿刺点上方扎止血带，按需要进行穿刺点局部浸润麻醉，实施静脉穿刺，见回血后降低角度进针少许，固定针芯，送入外套管，退出针芯，将导管均匀、缓慢送入至预测量的刻度。

（7）抽回血，确认导管位于静脉内，冲封管后应选择透明或纱布类无菌敷料固定导管，敷料外应注明日期、操作者签名。

（8）通过X线片确定导管尖端位置。

（9）应记录穿刺静脉、穿刺日期、导管刻度、导管尖端位置等，测量双侧上臂臂围并与置管前对照。

2. PICC穿刺注意事项

（1）接受乳腺癌根治术或腋下淋巴结清扫的术侧肢体、锁骨下淋巴结肿大或有肿块侧、安装起搏器侧不宜进行同侧置管，患有上腔静脉压迫综合征的患者不宜进行置管。

（2）宜选择肘部或上臂静脉作为穿刺部位，避开肘窝、感染及有损伤的部位；新生儿还可选择下肢静脉、头部静脉和颈部静脉。

（3）有血栓史、血管手术史的静脉不应进行置管；放疗部位不宜进行置管。

（三）静脉导管维护

1. 冲管及封管

（1）经PVC输注药物前宜通过输入生理盐水确定导管在静

脉内;经 PICC、CVC、TIVAP 输注药物前宜通过回抽血液以确定导管在静脉内。

（2）PICC、CVC、TIVAP 的冲管和封管应使用 10 ml 以上注射器或一次性专用冲洗装置。

（3）给药前后宜用生理盐水脉冲式冲洗导管,如果遇阻力或者抽吸无回血,应进一步确定导管的通畅性,不宜强行冲洗导管。

（4）输液完毕应用导管容积加延长管容积 2 倍的生理盐水或肝素盐水正压封管。

（5）肝素盐水的浓度,TIVAP 可用 100 U/ml, PICC 及 CVC 可用 0～10 U/ml。

（6）连接 TIVAP 时应使用专用的无损伤针穿刺,持续输液时无损伤针应每 7 天更换 1 次。

（7）TIVAP 在治疗间歇期应至少每 4 周维护 1 次。

（8）PICC 在治疗间歇期应至少每周维护 1 次。

2. 敷料的更换

（1）应每日观察穿刺点及周围皮肤的完整性。

（2）无菌透明敷料应至少每 7 天更换 1 次,无菌纱布敷料应至少每 2 天更换 1 次;若穿刺部位发生渗液、渗血时应及时更换敷料;穿刺部位的敷料发生松动、污染等完整性受损时应立即更换。

3. 输液(血)器及输液附加装置的使用

（1）输注药品说明书所规定的避光药物,应使用避光输液器。

（2）输注脂肪乳剂、化疗药物以及中药制剂,宜使用精密过滤输液器。

（3）输注的两种不同药物间有配伍禁忌时,在前一种药物输注结束后,应冲洗或更换输液器,并冲洗导管,再继续下一种药物输注。

（4）使用输血器时,输血前后应用无菌生理盐水冲洗输血管道;连续输入不同供血者的血液时,应在前一袋血输尽后,用无菌生理盐水冲洗输血器,再接下一袋血继续输注。

（5）输液附加装置包括三通、延长管、肝素帽、无针接头、过滤器等。应尽可能减少输液附加装置的使用。

（6）输液附加装置宜选用螺旋接口,常规排气后与输液装置紧密连接。

（7）经输液接头（或接口）进行输液及推注药液前,应使用消毒剂多方位擦拭各种接口（或接头）的横切面及外围。

4. 输液（血）器及输液附加装置的更换

（1）输液器应每 24 小时更换 1 次;如怀疑被污染或完整性受到破坏时,应立即更换。

（2）用于输注全血、成分血或生物制剂的输血器宜每 4 小时更换 1 次。

（3）输液附加装置应和输液装置一并更换,在不使用时应保持密闭状态,其中任何一部分的完整性受损时都应及时更换。

（4）外周静脉留置针附加的肝素帽或无针接头宜随外周静脉留置针一起更换;PICC、CVC、TIVAP 附加的肝素帽或无针接头应至少每 7 天更换 1 次;肝素帽或无针接头内有血液残留、完整性受损或取下后,应立即更换。

（四）应用

1. 静脉注射

（1）根据药物及病情选择适当推注速度。

（2）注射过程中,应注意患者的用药反应。

（3）推注刺激性、腐蚀性药物过程中,应注意观察回血情况,确保导管在静脉管腔内。

2. 静脉输液

（1）应根据药物及病情调节滴速。

（2）输液过程中,应定时巡视,观察患者有无输液反应,穿刺部位有无红、肿、热、痛、渗出等表现。

（3）输入刺激性、腐蚀性药物过程中,应注意观察回血情况,确保导管在静脉内。

3. 密闭式输血

（1）输血前应了解患者血型、输血史及不良反应史。

（2）输血前和床旁输血时应分别双人核对输血信息,无误后才可输注。

（3）输血起始速度宜慢,应观察 15 分钟无不适后再根据患者病情、年龄及输注血液制品的成分调节滴速。

（4）血液制品不应加热,不应随意加入其他药物。

（5）全血、成分血和其他血液制品应从血库取出后 30 分钟内输注,1 个单位的全血或成分血应在 4 小时内输完。

（6）输血过程中应对患者进行监测。

（7）输血完毕应记录,空血袋应低温保存 24 小时。

4. 导管的拔除

（1）外周静脉留置针应每 72～96 小时更换 1 次。

（2）应监测静脉导管穿刺部位,并根据患者病情、导管类型、留置时间、并发症等因素进行评估,尽早拔除。

（3）PICC 留置时间不宜超过 1 年或遵照产品使用说明书。

（4）静脉导管拔除后应检查导管的完整性,PICC、CVC、TIVAP 还应保持穿刺点 24 小时密闭。

七、 输液工具及连接装置

(一) 输液工具

1. 外周静脉留置针

外周静脉留置针(图1-1)通过穿刺使导管进入静脉,用于临床静脉输液、输血等治疗。外周静脉留置针宜用于短期静脉输液治疗,不宜用于腐蚀性药物等持续性静脉输注。

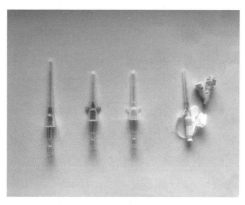

图1-1 外周静脉留置针

优点:操作便捷,留置时间一般为72～96小时,既减轻患者反复穿刺的痛苦,又减轻护士的工作量。

缺点:外周静脉留置针输注溶液应为等渗或近于等渗,pH值为5～9。不可以输注发泡性药物、静脉高营养溶液、渗透压≥900 mmol/L的液体。

2. 中心静脉导管

CVC是指经锁骨下静脉、颈内静脉、股静脉置管,尖端位于上腔静脉或下腔静脉的导管(图1-2)。

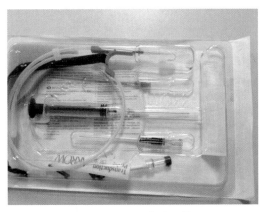

图1-2 中心静脉导管

CVC可用于任何性质的药物输注、血流动力学的监测,不应用于高压注射泵注射造影剂(耐高压导管除外)。

优点:CVC管径粗,液体速度快,适用于危重及大手术患者,可用于监测中心静脉压,可输注刺激性和腐蚀性药物。

缺点:CVC穿刺不当易引起血胸、气胸等。

3. 经外周静脉置入中心静脉导管

PICC是指经上肢贵要静脉、肘正中静脉、头静脉、肱静脉、颈外静脉(新生儿还可通过下肢大隐静脉、头部颞静脉、耳后静脉等)穿刺置管,尖端位于上腔静脉或下腔静脉的导管(图1-3)。

PICC宜用于中长期静脉治疗,可用于任何性质的药物输注,不应用于高压注射泵注射造影剂和血流动力学监测(耐高压导管除外)。

优点:PICC操作方便,可进行床旁操作,适用于任何性质药物输注,留置时间1年。

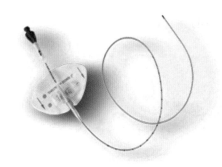

A. 三向瓣膜式 PICC

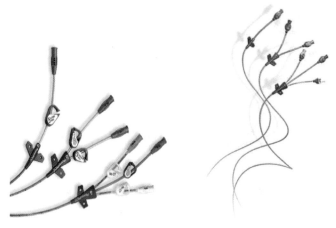

B. 耐高压式 PICC　　　　C. 末端瓣膜式耐高压 PICC

图 1－3　不同型号的 PICC 导管

　　缺点：PICC 携管期间患者需每周维护 1 次,对患者生活、穿刺侧肢体活动稍受限。

　　4. 输液港

　　TIVAP 是指完全植入人体内的闭合输液装置,包括尖端位于上腔静脉的导管部分及埋植于皮下的注射座(图 1－4)。

　　TIVAP 可用于任何性质的药物输注,不应使用高压注射泵注射造影剂(耐高压导管除外)。

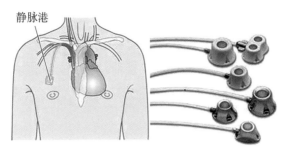

图 1-4　输液港

优点：TIVAP 是完全植入皮下的装置，导管相关性感染发生率低，患者日常活动不受影响。

缺点：TIVAP 的放置和移除需要进行手术操作。

（二）输液连接装置

1. 肝素帽

肝素帽模仿输液接头（可来福）原理对静脉留置针封管的效果，与动静脉留置针配套，可多次、反复穿刺供输液、注射药物用，有标准锁紧接头，注入肝素钠可防止血液回流及抗凝固（图 1-5）。

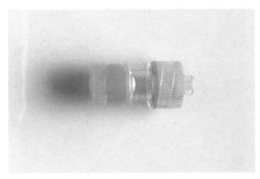

图 1-5　肝素帽

2. 分隔膜密闭式无针输液接头

分隔膜密闭式无针输液接头前后端螺口设计,保证不同装置的连接(图1-6)。在分离输液连接前,须通过正确的夹紧输液夹的正压封管技术,使血液回流减少到最小程度。

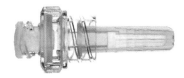

图1-6 分隔膜密闭式无针输液接头

3. 正压接头

正压接头(图1-7)在无任何连接件与之连接的情况下呈封闭状态,保持无菌状态,接头的阳性端可任意连接外周静脉、中心静脉、留置针、三通阀门等需肝素帽封头的端口,阴性端头可连接并锁住注射器、输液器、输血器,完成输液、输血和抽血等治疗任务。在输液完毕,输液器乳头与接头分离时,可产生瞬间正压,自动让连接管内的液体向前推进,使留置针管腔内充满液体。

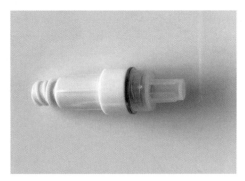

图1-7 正压接头

4. 双通接头

双通道无针输注连接装置由弹性密封塞、密封帽、螺旋接头、延长管、连接件、连接管、夹子、护帽、内螺纹卡圈、外圆锥接头组成（图1-8），用于临床输液、注射液体进行连接。

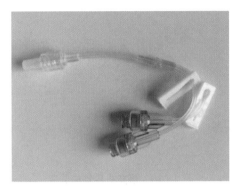

图1-8　双通接头

5. 医用输液三通管

医用输液三通管由三通管、单向活瓣和弹性堵头组成（图1-9）。三通管的上、侧端各接一个单向活瓣；三通管的上端制有单向活瓣的瓣下盖，侧端制有单向活瓣的瓣上盖；弹性堵头接在下端头。

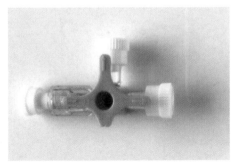

图1-9　医用输液三通管

（三）预充式导管冲洗液

预充式导管冲洗液内含 0.9％氯化钠注射液，不含防腐剂，规格有 5 ml、10 ml(图 1－10)。

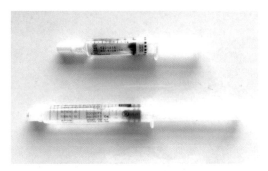

图 1－10　预充式导管冲洗液

（四）真空采血器

真空采血器由真空采血管、采血针（包括直针和头皮式采血针）、持针器 3 个部分组成(图 1－11)。

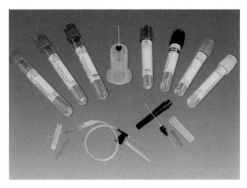

图 1－11　真空采血器

第二章　血管通路建立与维护

第一节　新发感染病患者静脉
置管选择流程

对于不同类型新发感染病患者的静脉导管选择流程,总结如下。

一、轻型/中型患者静脉置管选择流程

轻型/中型患者静脉置管选择流程见图2-1。

二、重型/危重型患者静脉置管选择流程

重型/危重型患者静脉置管选择流程见图2-2。

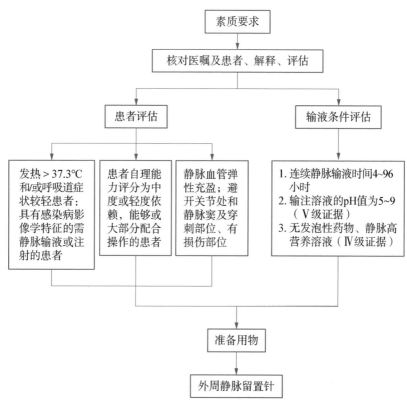

图 2-1　轻型/中型患者静脉置管选择流程

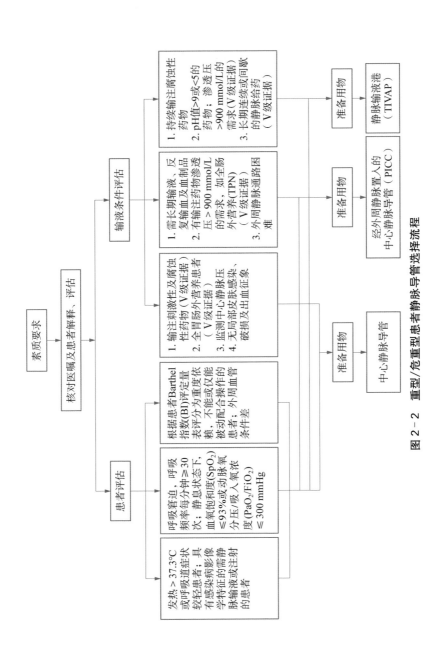

图 2-2 重型/危重型患者静脉导管选择流程

❖ 第二节　外周静脉留置针 ❖

一、 外周静脉留置针的护理实践

1. 定义

外周静脉留置针通过穿刺使导管进入体静脉,可用于临床静脉输液、输血等治疗。既可以保护血管,减轻患者反复穿刺的痛苦,又可以随时保持静脉通道的通畅,方便用药及抢救。

2. 外周静脉留置针的适应证与禁忌证

(1) 适应证:适用于连续静脉输液≥4 小时以上者。留置时间一般≤96 小时。输注的溶液应为等渗或近于等渗,pH 值为 5～9(Ⅴ级证据)。

(2) 禁忌证

1) 成人下肢静脉不宜使用,因有发生血栓和血栓性静脉炎的风险(Ⅴ级证据)。

2) 外周静脉留置针不可输注发泡性药物、静脉高营养溶液以及渗透压＞900 mmol/L 的液体(Ⅳ级证据)。

二、 外周静脉留置针的置管流程

1. 外周静脉留置针的置管流程

外周静脉留置针的置管流程见图 2 - 3。

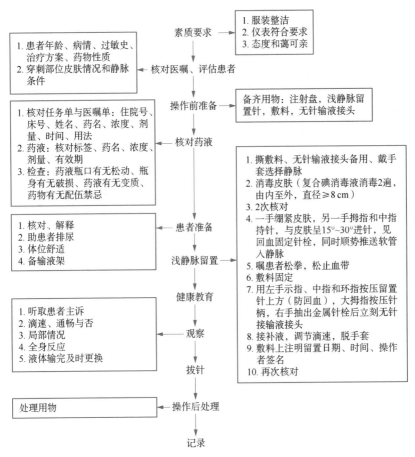

图2-3　外周静脉留置针的置管流程

注：①此流程主要以直型针为依据；②使用期间护士需对留置针使用情况每日进行评估。

2. 外周静脉留置针的置管流程(直型针)

外周静脉留置针的置管流程(直型针)见图 2－4。

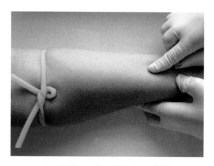

A. 扎止血带,选择合适静脉

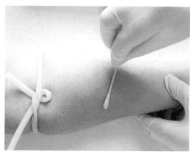

B. 按常规消毒穿刺部位,消毒穿刺部位周围直径≥8 cm

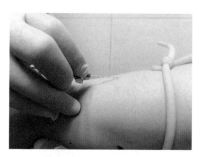

C. 一手绷紧皮肤,另一手拇指和中指持针,与皮肤呈 15°～30°进针

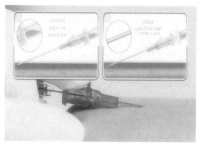

D. 送管过程中透明导管可见第 2 次回血,用示指推送导管进入静脉

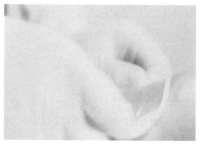

E. 用无菌敷料采用无张力方式妥善固定导管贴。此时,针芯仍在导管内,不会有血液渗出

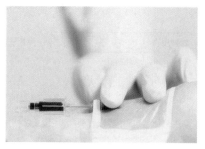

F. "V"字形手势

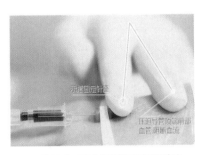

G. 退针芯,正确使用"V"字形手法

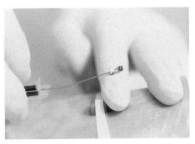

H. 另一手将针芯从导管中平稳撤出, 放入锐器盒

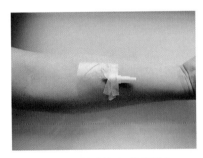

I. 接无针输液接头,蝶形固定

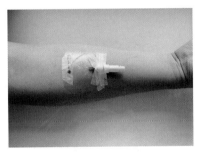

J. 避免遮盖敷料

图 2-4 外周静脉留置针的置管流程(直型针)

3. 外周静脉留置针的置管流程(Y 形针)

外周静脉留置针的置管流程(Y 形针)见图 2-5。

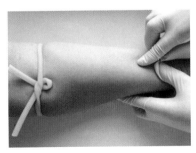

A. 扎止血带,选择合适静脉

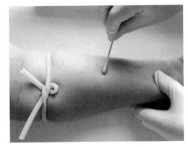

B. 按常规消毒穿刺部位,消毒穿刺部位周围直径≥8 cm

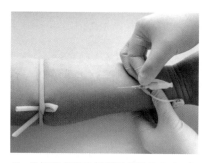

C. 根据患者静脉情况选择进针角度,直刺静脉,穿刺成功后,回血腔见回血

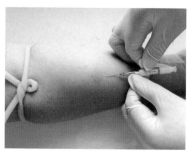

D. 见回血固定针栓,同时顺势推送软管入静脉,另一手将针芯从导管中平稳撤出,放入锐器盒

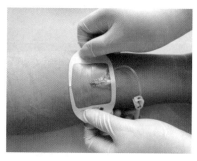

E. 用无菌敷料采用无张力方式妥善固定导管贴

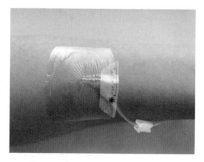

F. 将注明维护日期、时间、人员的标识贴于针座尾端封闭针座

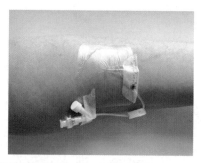

G. 延长管"U"字形摆放,与血管平行,输液接头高于导管尖端

图 2-5 外周静脉留置针的置管流程(Y形针)

◇◇第三节　中心静脉导管◇◇

一、中心静脉导管的护理实践

1. 定义

中心静脉导管(非隧道式)(CVC)是指经锁骨下静脉、颈内静脉、股静脉置管,尖端位于上腔静脉或下腔静脉的导管。使用中心静脉导管的患者一般需静脉治疗数天至数周。

2. 中心静脉导管的应用指征

(1) 适应证

1) 危重及大手术患者。

2) 全胃肠外营养患者(Ⅴ级证据)。

3) 输注刺激性和腐蚀性的药物(Ⅴ级证据)。

4) 监测中心静脉压。

(2) 禁忌证

1) 局部皮肤有破损或感染。

2) 有出血倾向者。

二、中心静脉导管的维护流程

1. 中心静脉导管的维护流程

中心静脉导管的维护流程见图 2-6。

2. 中心静脉导管的维护流程

中心静脉导管的维护流程见图 2-7。

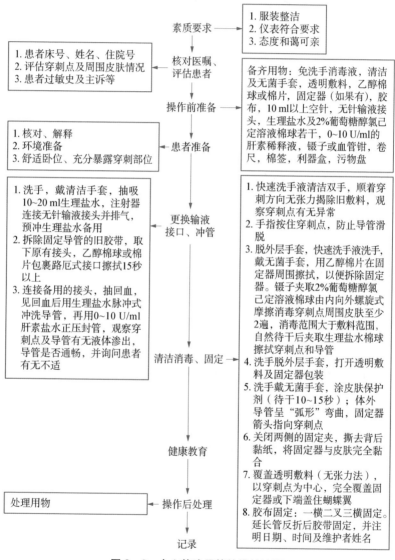

素质要求 → 1. 服装整洁
2. 仪表符合要求
3. 态度和蔼可亲

1. 患者床号、姓名、住院号
2. 评估穿刺点及周围皮肤情况
3. 患者过敏史及主诉等 ← 核对医嘱、评估患者

操作前准备 → 备齐用物：免洗手消毒液，清洁及无菌手套，透明敷料，乙醇棉球或棉片，固定器（如果有），胶布，10 ml 以上空针，无针输液接头，生理盐水及 2% 葡萄糖醇氯己定溶液棉球若干，0~10 U/ml 的肝素稀释液，镊子或血管钳，卷尺，棉签，利器盒，污物盘

1. 核对、解释
2. 环境准备
3. 舒适卧位、充分暴露穿刺部位 ← 患者准备

1. 洗手，戴清洁手套，抽吸 10~20 ml 生理盐水，注射器连接无针输液接头并排气，预冲生理盐水备用
2. 拆除固定导管的旧胶带，取下原有接头，乙醇棉球或棉片包裹路厄式接口擦拭 15 秒以上
3. 连接备用的接头，抽回血，见回血后用生理盐水脉冲式冲洗导管，再用 0~10 U/ml 肝素盐水正压封管，观察穿刺点及导管有无液体渗出，导管是否通畅，并询问患者有无不适 ← 更换输液接口、冲管

清洁消毒、固定 ← 1. 快速洗手液清洁双手，顺着穿刺方向无张力揭除旧敷料，观察穿刺点有无异常
2. 手指按住穿刺点，防止导管滑脱
3. 脱外层手套，快速洗手液洗手，戴无菌手套，用乙醇棉片在固定器周围擦拭，以便拆除固定器。镊子夹取 2% 葡萄糖醇氯己定溶液棉球由内向外螺旋式摩擦消毒穿刺点周围皮肤至少 2 遍，消毒范围大于敷料范围，自然待干后夹取生理盐水棉球擦拭穿刺点和导管
4. 洗手脱外层手套，打开透明敷料及固定器包装
5. 洗手戴无菌手套，涂皮肤保护剂（待干 10~15 秒）；体外导管呈"弧形"弯曲，固定器箭头指向穿刺点

健康教育

6. 关闭两侧的固定夹，撕去背后黏纸，将固定器与皮肤完全黏合
7. 覆盖透明敷料（无张力法），以穿刺点为中心，完全覆盖固定器或下端盖住蝴蝶翼
8. 胶布固定：一横二叉三横固定。延长管反折后胶带固定，并注明日期、时间及维护者姓名

处理用物 ← 操作后处理

记录

图 2-6 中心静脉导管的维护流程

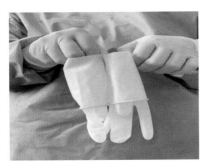

A. 洗手,戴清洁手套

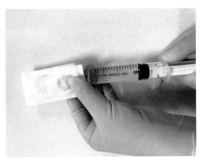

B. 抽吸 10～20 ml 生理盐水,注射器连接无针输液接头并排气,预冲生理盐水备用

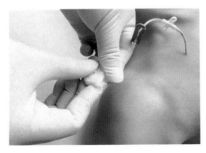

C. 乙醇棉球或棉片包裹路厄式接口擦拭 15 秒以上

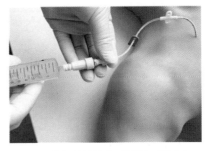

D. 连接备用的接头,抽回血,见回血后用生理盐水脉冲式冲洗导管

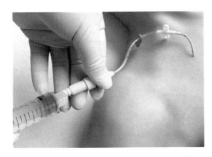

E. 再用 0～10 U/ml 肝素盐水正压封管,观察穿刺点及导管有无液体渗出,导管是否通畅,并询问患者有无不适

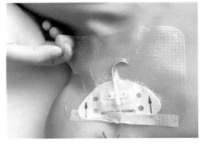

F. 顺着穿刺方向揭除旧敷料,观察穿刺点有无异常

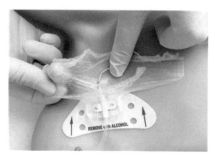

G. 手指按住穿刺点,防止导管滑脱

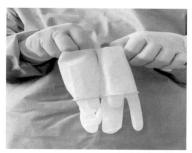

H. 脱手套,洗手,戴无菌手套

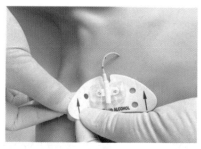

I. 用乙醇棉球或棉片在固定器周围擦拭,以便拆除固定器

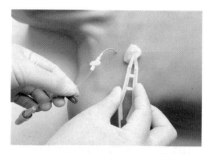

J. 2‰葡萄糖醇氯己定溶液棉球由内向外螺旋式摩擦消毒至少2遍,消毒范围大于敷料范围,自然待干

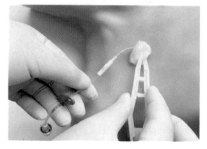

K. 用生理盐水棉球擦拭穿刺点

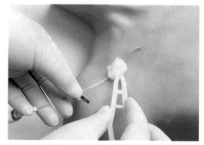

L. 用生理盐水棉球擦拭导管

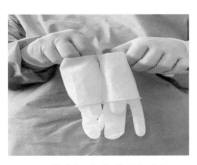

M. 脱手套,洗手,戴无菌手套

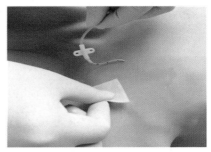

N. 打开透明敷料及固定器包装,涂皮肤保护剂,自然待干

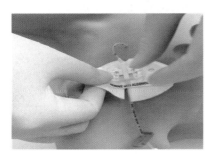

O. 体外导管呈"弧形"弯曲,固定器箭头指向穿刺点

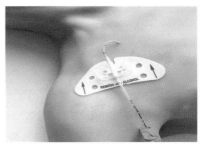

P. 关闭两侧的固定夹,撕去背后黏纸,将固定器与皮肤完全黏合

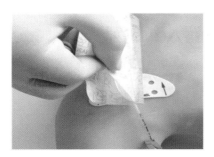

Q. 覆盖透明敷料(无张力法),以穿刺点为中心,完全覆盖固定器或下端盖住蝴蝶翼

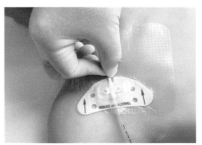

R. 敷料贴合紧密

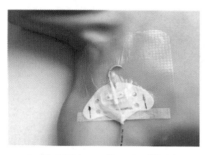

S. 胶布固定：一横二叉三横固定

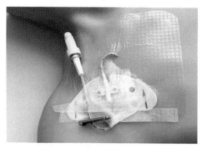

T. 延长管反折后胶带固定

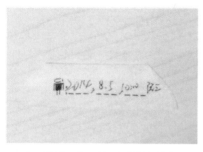

U. 注明日期、时间及维护者姓名

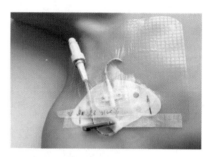

V. 贴于敷料边缘

图 2-7　中心静脉导管的维护流程图

◆》第四节　经外周静脉置入中心静脉导管《◆

一、经外周静脉置入中心静脉导管的护理实践

1. 定义

经外周静脉置入中心静脉导管（PICC）指经上肢贵要静脉、肘正中静脉、头静脉、肱静脉、颈外静脉（新生儿还可以通过下肢大隐静脉、头部颞静脉、耳后静脉等）（Ⅴ级证据）穿刺置管，头端位于上

腔静脉或下腔静脉的导管(Ⅴ级证据)。

2. PICC 材质分类

PICC 采用医用高等级硅胶或聚氨脂材料(Ⅴ级证据),总长度通常为 50~65 cm。整根导管具有放射显影功能,可通过放射影像确认导管及其尖端位置。

(1)硅胶材质的导管:柔软,有弹性,有极佳的生物相容性,长期留置有优势。

(2)聚氨酯材质的导管:耐磨,耐高压,生物相容性好,可进行血流动力学监测;多腔导管还可满足多通路输液。

3. PICC 穿刺技术

(1)传统 PICC 穿刺技术:采用 14G 套管针进行穿刺,穿刺针粗,适用于血管条件好的患者。

(2)改良塞丁格技术(MST):是在传统塞丁格技术的基础上进行改良的微型置管技术。它采用细针穿刺,然后通过扩张器组件扩张血管,送入导管。MST 通过改良穿刺套件,提高 PICC 置管成功率,减少穿刺时相关并发症,如神经损伤、血肿,有效减少置管术后并发症(Ⅴ级证据),满足危重症抢救及外周血管状况较差患者的需求。MST 可应用于超声和非超声引导下的 PICC 置管。

非超声引导 MST 技术优势:①可用 22G 或 24G 直型留置针穿刺,成功率高;②操作方法简单,易掌握;③穿刺损伤小,患者易于接受。

(3)B 超引导下 PICC 置管技术:1997 年,华盛顿医科大学医学中心(Claudette Boudreaux)首次将超声引入 PICC 技术,在 B 超引导下采用 MST 行 PICC 置管。2009 年,中国引进该项技术,置管成功率可达 96%~100%。

超声引导置管的优势:①增强了评估血管的能力,能有效判断血管的内径、深度和走向,极大地提高了置管成功率(Ⅲ级证据)。②改变以往传统穿刺部位,将穿刺点移至上臂,增加患者置管手臂的自由活动度和舒适度;大大降低机械性静脉炎、感染、血栓等并发症的发生率。③超声引导与 MST 结合,使用更细的穿刺针减少了对外周血管及组织的损伤。④置管过程中可采用超声探查排除导管异位至颈内静脉,并及时纠正(Ⅲ级证据)。

4. PICC 导管的适应证与禁忌证

(1)适应证

1)有缺乏外周静脉通道的倾向。

2)抗肿瘤药物、持续腐蚀性药物或已知刺激性药物、胃肠外营养、各种抗生素及许多 pH 值>9 或 pH 值<5 的液体或药物,以及渗透压>900 mmol/L 的液体或药物(Ⅴ级证据)输注。

3)需反复输血或血制品,或反复采血。

4)需要长期、连续或者间歇的静脉输液给药(Ⅴ级证据)。

5)乳腺癌术后健侧上肢。

(2)禁忌证

1)评估置管途径有感染可能。

2)评估置管途径有外伤史、血管外科手术史、放射治疗史、静脉血栓形成史、动静脉瘘、肢体肿胀者。

3)有严重的出血性疾病、严重凝血功能障碍者。

4)有上腔静脉压迫症者。

二、 经外周静脉置入中心静脉导管的维护流程

1. 三向瓣膜 PICC 维护流程

三向瓣膜 PICC 维护流程见图 2-8。

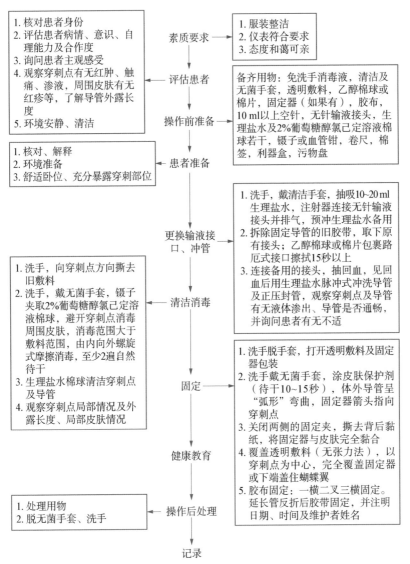

素质要求

1. 核对患者身份
2. 评估患者病情、意识、自理能力及合作度
3. 询问患者主观感受
4. 观察穿刺点有无红肿、触痛、渗液，周围皮肤有无红疹等，了解导管外露长度
5. 环境安静、清洁

评估患者

1. 服装整洁
2. 仪表符合要求
3. 态度和蔼可亲

操作前准备

备齐用物：免洗手消毒液，清洁及无菌手套，透明敷料，乙醇棉球或棉片，固定器（如果有），胶布，10 ml以上空针，无针输液接头，生理盐水及2%葡萄糖醇氯己定溶液棉球若干，镊子或血管钳，卷尺，棉签，利器盒，污物盘

患者准备

1. 核对、解释
2. 环境准备
3. 舒适卧位、充分暴露穿刺部位

更换输液接口、冲管

1. 洗手，戴清洁手套，抽吸10~20 ml生理盐水，注射器连接无针输液接头并排气，预冲生理盐水备用
2. 拆除固定导管的旧胶带，取下原有接头；乙醇棉球或棉片包裹路厄式接口擦拭15秒以上
3. 连接备用的接头，抽回血，见回血后用生理盐水脉冲式冲洗导管及正压封管，观察穿刺点及导管有无液体渗出、导管是否通畅，并询问患者有无不适

清洁消毒

1. 洗手，向穿刺点方向撕去旧敷料
2. 洗手，戴无菌手套，镊子夹取2%葡萄糖醇氯己定溶液棉球，避开穿刺点消毒周围皮肤，消毒范围大于敷料范围，由内向外螺旋式摩擦消毒，至少2遍自然待干
3. 生理盐水棉球清洁穿刺点及导管
4. 观察穿刺点局部情况及外露长度、局部皮肤情况

固定

1. 洗手脱手套，打开透明敷料及固定器包装
2. 洗手戴无菌手套，涂皮肤保护剂（待干10~15秒），体外导管呈"弧形"弯曲，固定器箭头指向穿刺点
3. 关闭两侧的固定夹，撕去背后黏纸，将固定器与皮肤完全黏合
4. 覆盖透明敷料（无张力法），以穿刺点为中心，完全覆盖固定器或下端盖住蝴蝶翼
5. 胶布固定：一横二叉三横固定。延长管反折后胶带固定，并注明日期、时间及维护者姓名

健康教育

操作后处理

1. 处理用物
2. 脱无菌手套、洗手

记录

图2-8 三向瓣膜PICC维护流程

2. 耐高压注射型PICC维护流程

耐高压注射型PICC维护流程见图2-9。

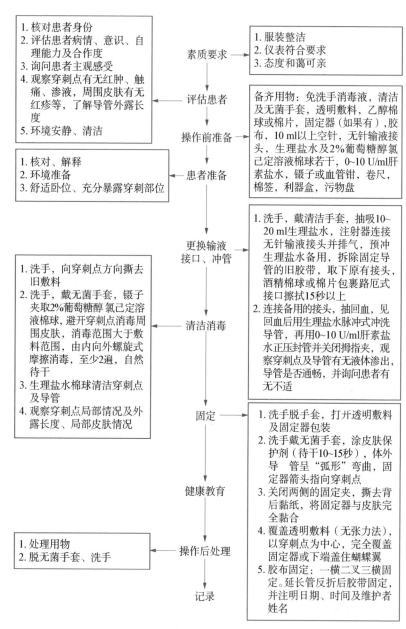

1. 核对患者身份
2. 评估患者病情、意识、自理能力及合作度
3. 询问患者主观感受
4. 观察穿刺点有无红肿、触痛、渗液，周围皮肤有无红疹等，了解导管外露长度
5. 环境安静、清洁

素质要求

1. 服装整洁
2. 仪表符合要求
3. 态度和蔼可亲

评估患者

操作前准备

备齐用物：免洗手消毒液，清洁及无菌手套，透明敷料，乙醇棉球或棉片，固定器（如果有），胶布，10 ml以上空针，无针输液接头，生理盐水及2%葡萄糖醇氯己定溶液棉球若干，0~10 U/ml肝素盐水，镊子或血管钳，卷尺，棉签，利器盒，污物盘

1. 核对、解释
2. 环境准备
3. 舒适卧位、充分暴露穿刺部位

患者准备

更换输液接口、冲管

1. 洗手，戴清洁手套，抽吸10~20 ml生理盐水，注射器连接无针输液接头并排气，预冲生理盐水备用，拆除固定导管的旧胶带，取下原有接头，酒精棉球或棉片包裹路氏式接口擦拭15秒以上
2. 连接备用的接头，抽回血，见回血后用生理盐水脉冲式冲洗导管，再用0~10 U/ml肝素盐水正压封管并关闭拇指夹，观察穿刺点及导管有无液体渗出，导管是否通畅，并询问患者有无不适

1. 洗手，向穿刺点方向撕去旧敷料
2. 洗手，戴无菌手套，镊子夹取2%葡萄糖醇氯己定溶液棉球，避开穿刺点消毒周围皮肤，消毒范围大于敷料范围，由内向外螺旋式摩擦消毒，至少2遍，自然待干
3. 生理盐水棉球清洁穿刺点及导管
4. 观察穿刺点局部情况及外露长度、局部皮肤情况

清洁消毒

固定

1. 洗手脱手套，打开透明敷料及固定器包装
2. 洗手戴无菌手套，涂皮肤保护剂（待干10~15秒），体外导管呈"弧形"弯曲，固定器箭头指向穿刺点
3. 关闭两侧的固定夹，撕去背后黏纸，将固定器与皮肤完全黏合
4. 覆盖透明敷料（无张力法），以穿刺点为中心，完全覆盖固定器或下端盖住蝴蝶翼
5. 胶布固定：一横二叉三横固定。延长管反折后胶带固定，并注明日期、时间及维护者姓名

健康教育

1. 处理用物
2. 脱无菌手套、洗手

操作后处理

记录

图 2-9　耐高压注射型 PICC 维护流程

3. 末端瓣膜式耐高压注射型 PICC(Power PICC SOLO)维护流程

Power PICC SOLO 维护流程见图 2-10。

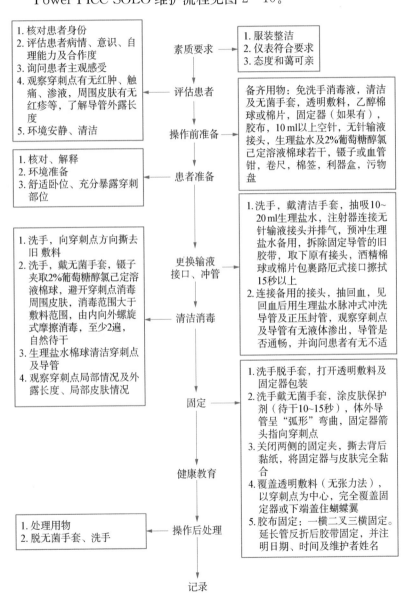

图 2-10　Power PICC SOLO 维护流程

4. Power PICC SOLO 维护流程

Power PICC SOLO 维护流程见图 2-11。

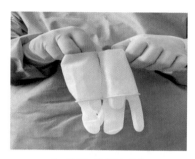

A. 洗手,戴清洁手套

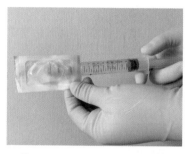

B. 抽吸 10～20 ml 生理盐水,注射器连接无针输液接头并排气,预冲生理盐水备用

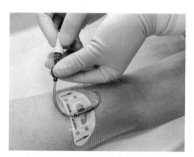

C. 去除原有接头

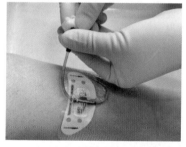

D. 乙醇棉球或棉片用力摩擦消毒导管接口处 15 秒

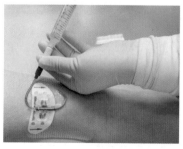

E. 换新接头,用生理盐水脉冲式冲管

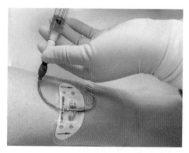

F. 剩余最后 0.5～1 ml 生理盐水时边推注射器的活塞边撤出空针

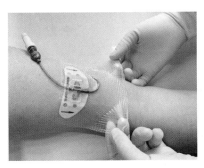

G. 无张力从下往上撕敷料

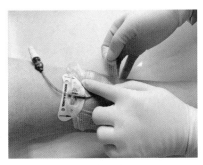

H. 手指按住穿刺点，防止导管滑脱

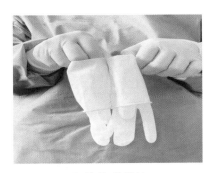

I. 洗手，戴手套

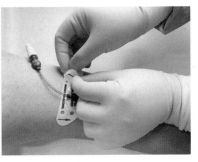

J. 用2%葡萄糖醇氯己定溶液棉球在
固定器周围擦拭，以便拆除固定器

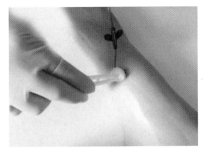

K. 用2%葡萄糖醇氯己定溶液棉球由内
向外擦拭穿刺点周围皮肤，消毒范围
大于敷料范围，自然待干

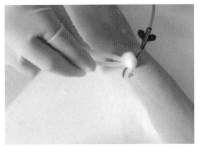

L. 用生理盐水棉球擦拭导管及穿刺点

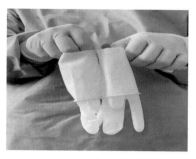

M. 洗手,戴手套

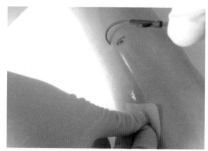

N. 涂皮肤保护剂,待干

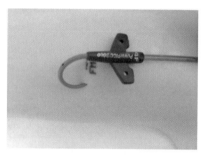

O. 导管呈"U"字形,避免弯折

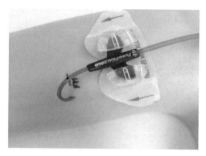

P. 先固定导管于固定器,再贴于皮肤

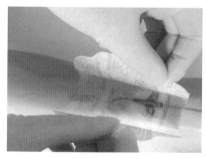

Q. 贴透明敷料,敷料覆盖固定器

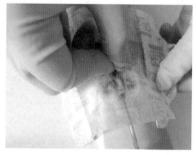

R. 导管塑形

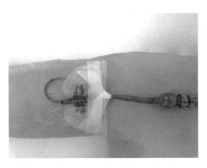

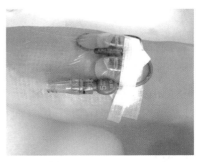

S. 胶带固定

T. 胶布固定：一横二叉三横固定，固定导管其他部分

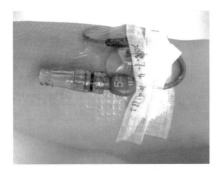

U. 注明维护日期、时间、人员，避免遮盖敷料

图 2 - 11　Power PICC SOLO 维护流程

第五节　其他血管通路的护理

一、静脉采血的护理

1. 静脉采血目的

静脉采血目的是为患者采集、留取静脉血标本，协助临床诊断疾病，以及临床治疗提供依据。

2. 注意事项

（1）严格执行查对制度和无菌操作制度，做好防护。

（2）不同的血液测定项目对血液标本的采集时间有不同的要求，故应按要求实施。

（3）尽量使用负压真空抽血。如需使用针头抽血，采集后立即取下针头，将血液顺管缓慢注入试管，勿将泡沫注入，并避免震荡，以免红细胞破裂溶血。抗凝剂的试管，采集后上下轻摇数次，避免血液凝固。

不同采血管的采集顺序如下：①血培养瓶（专用培养瓶）；②无添加剂管（红头管）；③柠檬酸钠抗凝采血管（蓝头管）；④血清采血管（黄头管），包括含有促凝剂和/或分离胶；⑤含有或不含分离胶的肝素抗凝采血管（绿头管）；⑥含有或不含分离胶的乙二胺四乙酸（EDTA）抗凝采血管（紫头管）；⑦红细胞沉降率管（黑头管）。

（4）严禁在输血、输液的针头或导管处采集血标本。

（5）抽血清标本需用干燥采血管。

（6）采集血培养标本后，应将注射器活塞略向后抽，以免血液凝固使注射器粘连或针头阻塞。

（7）所有加抗凝剂的标本（如紫头管、蓝头管、绿头管、黑头管）一定掌握好采血量，因采血量与抗凝剂存在固定比例关系，不能采多（浓缩）或采少（稀释），以免影响检测结果。

3. 采血物品的准备

（1）采血管：宜使用真空采血管。

（2）采血针：常规宜使用直针采血。血培养标本采集时，宜使用蝶翼针。

根据静脉的特点、位置、采血量选择合适的采血针针号，一般选用 22G 采血针。凝血功能与血小板功能相关检测、采血量

＞20 ml 时宜使用 21G 及以下的采血针。

（3）止血带：在条件允许的情况下宜选用卡扣式止血带；如使用非一次性止血带，宜在每次使用后进行规范消毒。

（4）消毒剂：可使用的消毒剂包括（不限于）：碘酊与异丙醇复合制剂，2％葡萄糖醇氯己定，聚维酮碘与乙醇复合制剂，碘、醋酸氯己定与乙醇复合制剂，75％医用乙醇等。

（5）止血用品：无菌棉球、纱布或棉签、低致敏性的医用胶带等。

（6）垫巾：宜选择一次性垫巾或消毒垫巾。

（7）锐器盒：锐器盒宜一次性使用，使用容积不宜超过 3/4。

（8）个人防护用品：一次性隔离服、一次性防护服、N95 口罩、帽子、护目镜、面屏、医用手套、鞋套。

4. 穿刺静脉的选择

（1）外周静脉：首选上肢肘正中静脉、头静脉及贵要静脉，也可选择下肢大隐静脉。

（2）当无法在肘前区的静脉进行采血时，可选择手背的浅表静脉。全身严重水肿等特殊患者无法在肢体找到合适的穿刺静脉时，可选择颈部浅表静脉、股静脉。

（3）不宜选用手腕内侧的静脉，因穿刺疼痛感明显且容易损伤神经和肌腱。不宜选用足踝处的静脉，可能导致静脉炎、局部坏死等并发症。其他不宜选择的静脉包括：乳腺癌根治术后同侧上肢的静脉（3 个月后，无特殊并发症可恢复采血），化疗药物注射后的静脉，血液透析患者动静脉造瘘侧手臂的血管，穿刺部位有皮损、炎症、结痂、瘢痕的血管。

5. 绑扎止血带

止血带绑扎在采血部位上方 5～7.5 cm 的位置，宜在开始采集第 1 管血时松开止血带,使用时间不宜超过 1 分钟。如某些情况止血带需要在一个部位使用超过 1 分钟,宜松开止血带,等待 2 分钟后再重新绑扎。如需绑扎止血带的部位皮肤有破损,宜选择其他采血部位。

在穿刺时可让患者攥拳(不可反复拍打采血部位),使静脉更加充盈,以利于成功穿刺。穿刺成功后宜嘱患者放松拳头,尽量避免反复进行攥拳的动作。

6. 消毒

以穿刺点为中心,自内向外进行环形消毒,消毒范围直径≥5 cm,消毒 2 次。消毒剂发挥作用需与皮肤保持接触至少 30 秒,待自然干燥后穿刺,可防止标本溶血及灼烧感。如静脉穿刺比较困难,在消毒后需要重新触摸血管位置,宜在采血部位再次消毒后穿刺。

7. 静脉采血的操作流程

静脉采血的操作流程见图 2-12。

二、 动脉采血的护理

1. 动脉采血目的

(1)抽取动脉血进行血气分析,能客观反应呼吸衰减的性质和程度,判断有无缺氧和二氧化碳潴留。

(2)对呼吸功能不全和酸碱失调的诊断与治疗提供依据。

(3)指导氧疗、机械通气、各种参数的调节。

2. 注意事项

(1)严格执行无菌操作,消毒面积 8~10 cm^2,预防感染。

(2)穿刺处按压 5~10 分钟至不出血为止,防止形成血肿,有出血倾向的患者慎采。

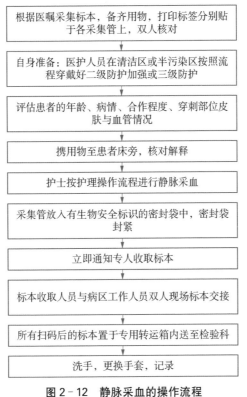

根据医嘱采集标本，备齐用物，打印标签分别贴于各采集管上，双人核对

↓

自身准备：医护人员在清洁区或半污染区按照流程穿戴好二级防护加强或三级防护

↓

评估患者的年龄、病情、合作程度、穿刺部位皮肤与血管情况

↓

携用物至患者床旁，核对解释

↓

护士按护理操作流程进行静脉采血

↓

采集管放入有生物安全标识的密封袋中，密封袋封紧

↓

立即通知专人收取标本

↓

标本收取人员与病区工作人员双人现场标本交接

↓

所有扫码后的标本置于专用转运箱内送至检验科

↓

洗手，更换手套，记录

图 2 – 12 静脉采血的操作流程

（3）若患者洗澡、运动、饮热水，需休息 30 分钟后采集。

（4）吸痰 20 分钟后、呼吸机参数稳定 30 分钟后采血。

（5）动脉血必须防止空气混入，取血后不可抽拉注射器，以免空气混入。若血液标本中有气泡，针头向上竖直即可排除。

（6）填写血气分析申请单时应注明采血时间、体温、氧浓度或氧流量、机械呼吸的各种参数等。

（7）如有特殊用药患者，应适当延长压迫止血时间（如用抗凝药物者）。尽量避免进行股静脉穿刺。

（8）穿刺部位如有破溃、感染、硬结等皮肤病不可穿刺采血。

(9) 如标本不能立即送检,可放入 0℃ 冰箱内保存,最长不超过 2 小时,避免细胞代谢耗氧,使氧分压(PaO_2)下降,二氧化碳分压($PaCO_2$)升高。

3. 动脉采血部位选择

采集动脉血气分析标本时,应综合考虑穿刺的难易程度(如血管直径,是否易于暴露、固定或穿刺等),可能导致周围重要血管及神经伤害的危险程度,以及穿刺部位的侧支循环,从而选择合适的采血部位。

(1) 桡动脉:位置表浅,易于触及,穿刺成功率高;周围无重要伴行血管及神经,不易发生血管、神经损伤,不易误采静脉血;下方有韧带固定,容易压迫止血。因此,推荐桡动脉作为动脉采血首选部位。

(2) 肱动脉:位置较深,搏动不明显;缺乏硬筋膜及骨骼支撑,穿刺时不易固定,压迫止血比较困难,容易形成血肿;与正中神经伴行,穿刺时可能误伤神经;缺乏侧支循环,若穿刺导致动脉栓塞,可造成前臂血运障碍。因此,不推荐将肱动脉作为动脉采血的首选部位。当桡动脉因畸形、瘢痕或外固定等不能使用时,可选择肱动脉进行穿刺。不推荐儿童,尤其是婴幼儿进行肱动脉穿刺。

(3) 足背动脉:位置表浅、易于触及,但血管直径较细、神经末梢丰富,一般只作为上述两种动脉不能使用或穿刺失败时的选择。

(4) 股动脉:直径粗大,易于穿刺;动脉压力较大,压迫止血困难,易发生假性动脉瘤、出血及血栓;与股神经、股静脉伴行,穿刺时可能会误伤股神经或误采静脉血。穿刺时须暴露隐私部位。穿刺部位消毒不彻底容易引起感染。缺乏侧支循环,股动脉损伤可累及下肢远端的血供;长期反复穿刺可导致血管内壁瘢痕组织增生,影响下肢血液循环。

(5) 头皮动脉:常用于婴幼儿动脉穿刺。

4. 动脉采血流程

动脉采血流程见图 2-13。

根据医嘱采集标本，备齐用物，打印标签，双人核对

自身准备：医护人员在清洁区或半污染区按照流程穿戴好二级防护加强或三级防护

评估患者年龄、病情、合作程度，穿刺部位皮肤、侧支循环检查

携用物至患者床旁，核对、解释

选择动脉，首选桡动脉（在腕横纹上2横指搏动最强处）

消毒，打开动脉采血器，再次消毒；准备干棉签；消毒操作者左手示指及中指两遍

再次核对；穿刺：右手持针，进针角度45°~90°，破皮后缓慢进针，注意回血

采好血后拔针，用干棉签按压5~10分钟

将动脉采血器颠倒5~6次，搓滚5~6次

再次核对，将条码贴在动脉采血器上，再放入有生物安全标识的密封袋中，密封袋封紧

立即通知专人收取标本

标本收取人员与病区工作人员双人现场标本交接

所有扫码后的标本置于专用转运箱内送至检验科

洗手，更换手套，记录

图 2-13 动脉采血流程

三、 床旁血液净化导管的护理

连续性肾脏替代治疗(continuous renal replacement therapy, CRRT)是指一组体外血液净化的治疗技术,是所有连续、缓慢清除水分和溶质治疗方式的总称。传统 CRRT 技术每天持续治疗 24 小时;目前临床常根据患者病情,治疗时间作适当调整。CRRT 的治疗目的已不仅仅局限于替代功能受损的肾脏,近年来更扩展到常见危重疾病的急救,成为各种危重病救治中最重要的支持措施之一,其与机械通气和全胃肠外营养地位同样重要。深静脉置管是实行 CRRT 的一项必要措施,同时深静脉导管的护理质量直接影响 CRRT 的治疗效果。

1. CRRT 深静脉置管换药流程

(1)观察患者:皮肤有无红肿、水肿,局部有无疼痛、发热、出血及脓性分泌物等。

(2)拆除敷料:顺着导管置入方向,由下至上揭开敷料,检查导管固定翼缝线是否脱落,置管口有无渗血、渗液、红肿或分泌物。

(3)消毒皮肤:使用聚维酮碘或 2% 葡萄糖氯己定(不含乙醇)消毒穿刺周围皮肤 2 遍,消毒范围以穿刺点为中心直径≥15 cm,待干。

(4)覆盖纱布并粘贴透明贴膜:将无菌纱布覆盖于置管处,穿刺点覆盖在纱布中心下方,切记不能污染纱布,将透明敷料覆盖于无菌纱布上方,紧密粘贴,妥善固定。在血管置管标识上填写置管部位、置管日期、换药日期及换药者姓名,粘贴于透明敷料上。

2. CRRT 深静脉置管封管流程

(1)消毒导管口:用聚维酮碘消毒管口、管夹、螺口。

(2)消毒后分别用 2 个 5 ml 注射器回抽出动静脉导管内的封

管液及可能形成的血凝块(将抽出的液体推注在无菌纱布上观察有无血凝块)。

(3) 用 20 ml 注射器将生理盐水以脉压式注入动静脉管腔内。

(4) 按常规回血后,再根据管腔容量用 5 ml 注射器正压注入相应导管腔容量的肝素封管液于动静脉导管腔内(根据导管标注容量,封管量要准确)。

(5) 常用封管液:锁骨下静脉封管常用纯肝素,颈内静脉及股静脉置管需稀释(肝素钠 12 500 单位加生理盐水 5 ml)。如有出血倾向或近期有活动性出血及有手术患者封管时应酌情减少或暂停使用肝素封管液。

3. CRRT 置管护理注意事项

(1) 维护导管:防止管道滑脱,防止导管感染,预防血栓形成,预防血流量欠佳。

(2) 严格执行无菌操作,避免感染。

(3) 留置导管患者需每日监测体温(尤其是股静脉置管患者),体温异常者应及时做相关检查。

(4) 置管部位如为颈部,操作时协助患者戴口罩或使用治疗巾遮盖口鼻,头偏向对侧。

(5) 妥善固定导管,一般 48~72 小时需更换敷料;若有血迹或污染应及时更换,防止感染。伤口敷料保持清洁、干燥,粘贴位置准确。

(6) CRRT 导管做到专管专用,非紧急情况下不宜用于抽血及输液。每 48~72 小时封管 1 次,高凝患者应加大封管的频率,或使用尿激酶封管液(肝素钠 12 500 单位加尿激酶 1 万单位封管15~30 分钟)。

(7) 管端口连接紧密,防止空气进入管路。

四、 体外膜肺氧合导管的护理

体外膜肺氧合(extracorporeal membrane oxygenation,ECMO)是指通过静脉内插管将血液从体内引流到体外,经膜式氧合器(膜肺)氧合排出二氧化碳后,再用驱动泵将血液经动脉或静脉灌入体内的心肺支持技术。目前临床常用的 ECMO 模式有"静脉-静脉"ECMO(V－V ECMO)和"静脉-动脉"ECMO(V－A ECMO)2 种,前者适用于仅需要呼吸支持的患者,后者可同时完成心肺替代治疗。

(一) ECMO 的适应证和禁忌证

1. 适应证

(1)肺部适应证：并发严重呼吸衰竭、急性呼吸窘迫综合征,出现严重低氧血症时。

(2)心脏适应证：①并发严重暴发性心肌炎,使用其他所有治疗方法后血流动力学仍然不能维持时；②并发急性心肌梗死伴严重心源性休克、血运重建、药物治疗和主动脉内球囊反搏(IABP)等治疗无效时；③不伴有不可逆的多脏器功能障碍患者出现心脏骤停(心脏骤停时间≤30 分钟)；④并发终末期心肌病等待植入心室辅助装置或心脏移植时的过渡；⑤并发心脏外科手术后严重低心排血量,其他治疗方法无效时。

2. 禁忌证

①周围血管严重畸形或者病变；②并发不可逆的心肺功能、中枢神经系统损伤甚至多脏器功能衰竭,严重不可逆的中枢神经系统损伤,无法纠正的感染性休克,晚期恶性肿瘤等无法恢复的原发疾病；③存在严重活动性出血、3 个月内发生的脑血管事件、凝血功能严重障碍等抗凝禁忌情况；④较高机械通气设置下

（$FiO_2 > 0.9$，平台压 $> 30\,cmH_2O$，$1\,cmH_2O = 0.098\,kPa$），通气时间超过 7 天；⑤年龄 >70 岁；⑥免疫抑制时。

（二）管路护理

1. 妥善固定管路

用面积超过 $10\,cm \times 15\,cm$ 的无菌透明贴膜固定导管；做好插管置入深度交接班。

2. 保持管路通畅

（1）观察泵的转速与流量，保证流量稳定。体位改变、吸痰等操作可能引起导管不畅，进而导致流速下降。

（2）保证 ECMO 的密闭性。

（3）避免管路打折与扭曲。

（4）保持泵与膜肺位置稳固。若静脉管路抖动，考虑是否引流不畅或容量不足。

（5）密切观察有无血栓、松动、渗漏等情况，必要时给予处理。

3. 穿刺部位护理

（1）观察穿刺部位有无活动性出血、渗血、肿胀等情况。

（2）常规每 48 小时换药 1 次；有少量渗血时可压迫止血，每 24 小时换药 1 次；伤口渗血较多时按需更换。

（三）注意事项

1. 密切监测各项指标

（1）循环功能：包括心排血量、肺动脉压（PAP）、肺动脉楔压（PAWP）、平均动脉压（MAP）及中心静脉压（CVP）。严密心电监护，及时发现并处理心律失常。

（2）氧代谢情况：静脉血氧饱和度（SVO_2）应维持在 65% ～

75%，氧分压（PaO_2）应维持在 200～300 mmHg，二氧化碳分压（$PaCO_2$）应维持在 35～50 mmHg。

（3）灌注流量：灌注过高时，需检查管路是否扭曲、打折、受压等。

（4）凝血功能：定时监测凝血指标，维持活化部分凝血活酶时间（APTT），必要时遵医嘱输注血液制品。

（5）血栓：观察患者足背动脉搏动，下肢有无发绀、肿胀及皮温变化等情况，每班监测患者腿围，发现异常及时处理。

（6）尿量与尿色：维持尿量＞2 ml/（kg·h）。若尿量＜0.5 ml/（kg·h），提示肾功能受损；出现严重的血红蛋白尿或肉眼血尿，提示溶血。

（7）意识情况：一般维持患者镇静程度评估表（RASS）评分在－4～－3分，定时观察患者瞳孔和进行格拉斯哥昏迷量表（GCS）评估。

2. 其他

（1）尽量减少穿刺次数。

（2）吸痰、清洁口腔、留置胃管时动作轻柔，预防出血。

（四）并发症

并发症包括患者机体并发症（如出血、栓塞、末端肢体缺血、溶血、神经系统功能异常、肾功能不全及感染等）和 ECMO 机械系统并发症（如氧合器氧合不良、血浆渗漏、循环管道破裂等）。

ECMO 术后最常见的并发症是出血，其原因主要是术中大量应用肝素等抗凝药物，以及血液体外循环过程中血小板的损伤消耗。因此，要做好术前备血，术中严密监测激活全血凝固时间（ACT），适时调整肝素等抗凝药物用量，以及术后输注抗纤溶药物、活化凝血因子、直接补充新鲜冷冻血浆等，以有效应对出血情况。

五、输液港的护理实践指南

1. 定义

输液港（TIVAP）是完全植入人体内的闭合输液装置，包括尖端位于上腔静脉的导管部分及埋植于皮下的注射座。其导管末端位于上腔静脉，可直接放射显影。一般置入时间为 5 年左右。它主要适用于化疗、胃肠外营养、输血等需长期或间歇静脉输液治疗者。完全植入皮下的装置可以明显降低导管感染的并发症，不影响患者的日常活动，同时也解决了外周静脉导管或外置式中心静脉导管在长期反复静脉输液治疗中的局限，真正提升了患者的生活质量，提高了护理人员的照护效率。

2. 输液港的适应证和禁忌证

（1）适应证

1）抗肿瘤药物、持续腐蚀性药物或已知刺激性药物、胃肠外营养剂、各种抗生素及许多 pH 值＞9 或 pH 值＜5 的液体或药物，以及渗透压＞900 mmol/L 的液体或药物（Ⅴ级证据）的输注。

2）需反复输血或输血制品或反复采血。

3）需要长期、连续或间歇静脉输液给药（Ⅴ级证据）。

（2）禁忌证

1）确诊或疑似感染、菌血症或败血症。

2）患者体质、体型不适宜植入式输液港。

3）确定或怀疑对输液港材料过敏者。

4）经皮穿刺导管植入禁忌证：①严重的肺阻塞性疾病；②预穿刺部位曾经放射治疗；③预插管部位有血栓形成迹象或经受过血管外科手术。

3. 输液港维护流程

（1）输液港维护流程：见图 2-14。

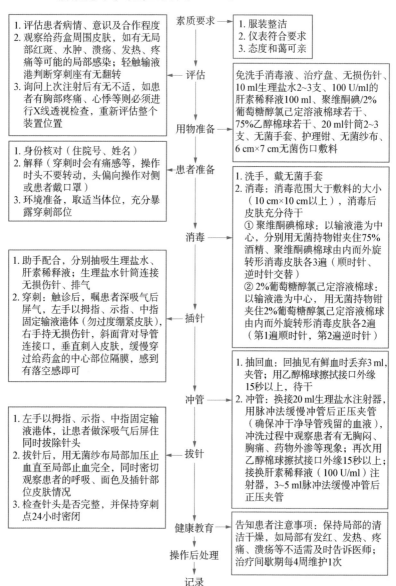

图 2-14 输液港维护流程

（2）输液港维护流程：见图 2-15。

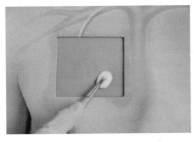

A. 患者取平卧位或端坐位,暴露穿刺部位,以输液港为中心用无菌持物钳夹住 2% 葡萄糖醇氯己定溶液棉球由内而外旋转形消毒皮肤各 2 遍（顺时针、逆时针交替）

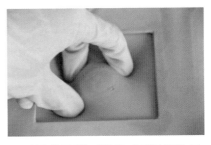

B. 嘱患者深吸气后屏气,左手以拇指、示指、中指固定输液港体(勿过度绷紧皮肤)

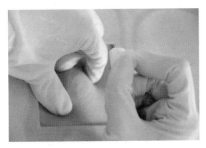

C. 右手持无损伤针,斜面背对导管连接口,垂直刺入皮肤,缓慢穿过给药盒的中心部位隔膜,感到有落空感即可

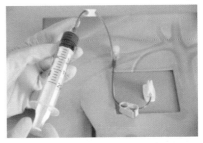

D. 回抽见有鲜血时丢弃 3 ml,夹管

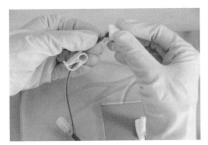

E. 用乙醇棉球擦拭接口外缘 15 秒以上,保证接口无血迹

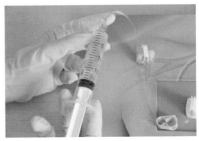

F. 换接 20 ml 生理盐水注射器,用脉冲法缓慢冲管

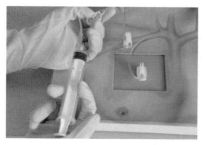

G. 冲管后正压夹管

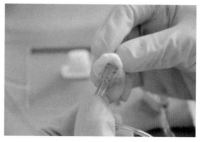

H. 再次用乙醇棉球擦拭接口外缘 15 秒以上

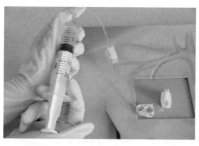

I. 接换肝素稀释液(100 U/ml)注射器，3～5 ml 脉冲法缓慢冲管后正压夹管

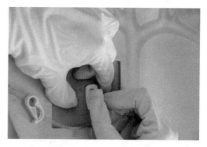

J. 左手以拇指、示指、中指固定输液港体，让患者做深吸气后屏住，同时拔除针头

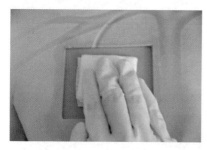

K. 用无菌纱布局部加压止血，同时密切观察患者的呼吸、面色及局部皮肤情况

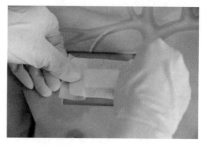

L. 无菌伤口敷料覆盖穿刺点，并保持穿刺点 24 小时密闭

图 2-15　输液港维护流程图

4. 输液港的插针流程

（1）输液港的插针流程：见图 2-16。

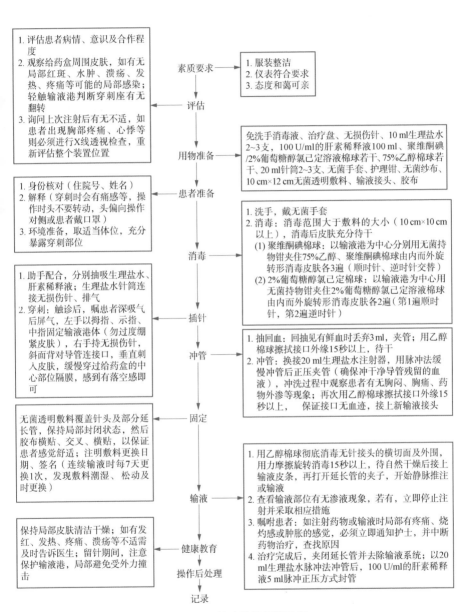

1. 评估患者病情、意识及合作程度
2. 观察给药盒周围皮肤,如有无局部红斑、水肿、溃疡、发热、疼痛等可能的局部感染;轻触输液港判断穿刺座有无翻转
3. 询问上次注射后有无不适,如患者出现胸部疼痛、心悸等则必须进行X线透视检查,重新评估整个装置位置

素质要求 →
1. 服装整洁
2. 仪表符合要求
3. 态度和蔼可亲

评估

用物准备 → 免洗手消毒液、治疗盘、无损伤针、10 ml生理盐水2~3支、100 U/ml的肝素稀释液100 ml、聚维酮碘/2%葡萄糖醇氯己定溶液棉球若干、75%乙醇棉球若干、20 ml针筒2~3支、无菌手套、护理钳、无菌纱布、10 cm×12 cm无菌透明敷料、输液接头、胶布

患者准备 →
1. 身份核对(住院号、姓名)
2. 解释(穿刺时会有痛感等,操作时头不要转动,头偏向操作对侧或患者戴口罩)
3. 环境准备,取适当体位,充分暴露穿刺部位

消毒 →
1. 洗手,戴无菌手套
2. 消毒:消毒范围大于敷料的大小(10 cm×10 cm以上),消毒后皮肤充分待干
   (1) 聚维酮碘棉球:以输液港为中心分别用无菌持物钳夹住75%乙醇、聚维酮碘棉球由内而外旋转形消毒皮肤各3遍(顺时针、逆时针交替)
   (2) 2%葡萄糖醇氯己定棉球:以输液港为中心用无菌持物钳夹住2%葡萄糖醇氯己定溶液棉球由内而外旋转形消毒皮肤各2遍(第1遍顺时针,第2遍逆时针)

插针 →
1. 助手配合,分别抽吸生理盐水、肝素稀释液;生理盐水针筒连接无损伤针、排气
2. 穿刺:触诊后,嘱患者深吸气后屏气,左手以拇指、示指、中指固定输液港体(勿过度绷紧皮肤),右手持无损伤针,斜面背对导管连接口,垂直刺入皮肤,缓慢穿过药盒的中心部位隔膜,感到有落空感即可

冲管 →
1. 抽回血:回抽见有鲜血则丢弃3 ml,夹管;用乙醇棉球擦拭接口外缘15秒以上,待干
2. 冲管:换接20 ml生理盐水注射器,用脉冲法缓慢冲管后正压夹管(确保冲干净导管残留的血液),冲洗过程中观察患者有无胸闷、胸痛、药物外渗等现象;再次用乙醇棉球擦拭接口外缘15秒以上,保证接口无血迹,接上新输液接头

固定 → 无菌透明敷料覆盖针头及部分延长管,保持局部封闭状态,然后胶布横贴、交叉、横贴,以保证患者感觉舒适;注明敷料更换日期、签名(连续输液时每7天更换1次,发现敷料潮湿、松动及时更换)

输液 →
1. 用乙醇棉球彻底消毒无针接头的横切面及外围,用力摩擦旋转消毒15秒以上,待自然干燥后接上输液皮条,再打开延长管的夹子,开始静脉推注或输液
2. 查看输液部位有无渗液现象,若有,立即停止注射并采取相应措施
3. 嘱咐患者:如注射药物或输液时局部有疼痛、烧灼感或肿胀的感觉,必须立即通知护士,并中断药物治疗,查找原因
4. 治疗完成后,夹闭延长管并去除输液系统;以20 ml生理盐水脉冲法冲管后,100 U/ml的肝素稀释液5 ml脉冲正压方式封管

健康教育 → 保持局部皮肤清洁干燥;如有发红、发热、疼痛、溃疡等不适需及时告诉医生;留置期间,注意保护输液港,局部避免受外力撞击

操作后处理

记录

图2-16 输液港的插针流程

（2）输液港的插针流程：见图 2 - 17。

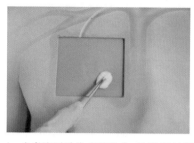

A. 患者取平卧位或端坐位,暴露穿刺部位,以输液港为中心用无菌持物钳夹住 2% 葡萄糖醇氯己定溶液棉球由内而外旋转形消毒皮肤各 2 遍(顺时针、逆时针交替)

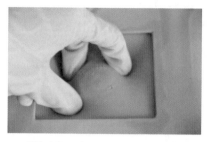

B. 嘱患者深吸气后屏气,左手以拇指、示指、中指固定输液港体(勿过度绷紧皮肤)

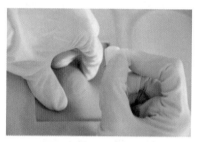

C. 右手持无损伤针,斜面背对导管连接口,垂直刺入皮肤,缓慢穿过给药盒的中心部位隔膜,感到有落空感即可

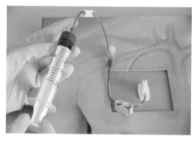

D. 回抽见有鲜血时丢弃 3 ml,夹管

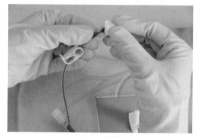

E. 用乙醇棉球擦拭接口外缘 15 秒以上,保证接口无血迹

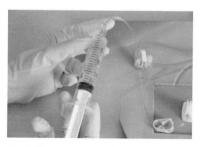

F. 换接 20 ml 生理盐水注射器,用脉冲法缓慢冲管

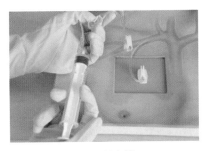

G. 正压夹管

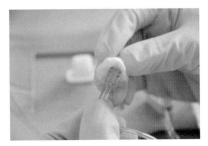

H. 再次用乙醇棉球擦拭接口外缘 15 秒以上

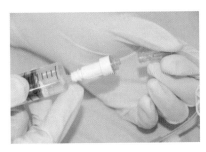

I. 接上预冲好的输液接头

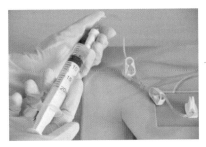

J. 肝素稀释液 5 ml 脉冲正压方式封管

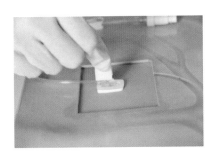

K. 去除持针柄

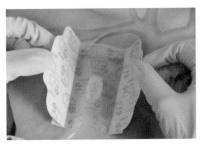

L. 无菌透明敷料覆盖住针头及部分延长管,保持局部封闭状态

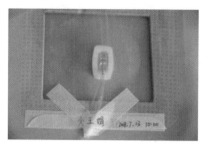 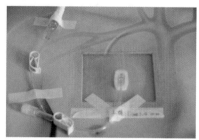

M. 三道胶布固定(横贴→交叉→横贴)，　　N. 固定导管延长部分,保证患者感觉舒适
注明敷料更换的日期、时间并签名

图 2 - 17　输液港的插针流程

5. 输液港插针后的使用流程

输液港插针后的使用流程见图 2 - 18。

6. 输液港使用后的拔针流程

输液港使用后的拔针流程见图 2 - 19。

◆》第六节　常见并发症的预防及处理《◆

一、静脉炎

1. 临床表现

(1) 无临床症状。

(2) 输液部位发红伴有或不伴有疼痛。

(3) 输液部位疼痛伴有或不伴有发红和/或水肿。

(4) 输液部位疼痛伴有或不伴有发红和/或水肿条索状形成,

可触及条索状的静脉或水肿条索状形成,可触及条索状的静脉的

1. 医师开具电子医嘱，护士审核后打印任务单、瓶贴，双人核对
2. 核对患者身份（姓名、住院号）；评估患者的病情、意识、合作程度
3. 观察给药盒周围皮肤；如有局部红斑、水肿、溃疡、发热、疼痛等可能的局部感染，需及时处理，待无感染倾向才能使用输液港；查看敷料是否干燥、牢固
4. 询问上次注射后有无不适，如患者出现胸部疼痛、心悸等则必须进行X线透视检查，重新评估整个装置的位置
5. 解释（告知患者所用药物名称、用药目的）

—— 素质要求 →

1. 服装整洁
2. 仪表符合要求
3. 态度和蔼可亲

—— 评估 →

—— 操作前准备 →

1. 治疗盘、治疗车清洁可用，洗手
2. 备用物品，并检查所有物品（有效期、药液双人核对）
3. 输液装置一套或静脉推注（输注）药液、备用静脉盘、手消毒液
4. 无菌巾及无菌盘；生理盐水若干及砂轮，20 ml针筒若干，100 U/ml的肝素稀释液
5. 铺无菌盘：抽吸20 ml生理盐水，100 U/ml的肝素稀释液5 ml，放入无菌盘

1. 携物至床旁，2种方法核对患者身份（住院号、姓名），核对药物（七对），解释
2. 帮助患者取适当体位，充分暴露穿刺部位，其他部位注意保暖

—— 患者准备 →

1. 用乙醇棉球严格消毒输液接头，用力摩擦旋转消毒15秒以上，接20 ml无菌生理盐水；打开延长管的夹子，轻抽回血，手感通畅，确认针头位置无误；以脉冲方式冲管，关闭延长管的夹子；再次核对患者的姓名、药名无误后接上推针或输液，再打开延长管的夹子，开始输液或推针
2. 观察患者有无胸闷、胸痛，查看输液部位有无渗液现象；若有，立即停止注射并采取相应措施
3. 嘱咐患者：如注射药或输液时局部有疼痛、烧灼感或肿胀的感觉，必须立即通知护士，并中断药物治疗，查找原因
4. 治疗完成后，夹毕延长管并去除输液系统，以20 ml无菌生理盐水脉冲式冲管，用100 U/ml的肝素稀释液5 ml正压封管

1. 撤用物，安置患者体位，再次核对患者身份和药物信息（七对）
2. 告知患者注意事项（保持局部皮肤清洁干燥；如有发红、发热、疼痛、溃疡等不适需及时告诉医师；留针期间，注意保护输液港，局部避免受外力撞击）
3. 整理用物，洗手，记录

—— 操作 →

—— 操作后 →

图 2 - 18 输液港插针后的使用流程

素质要求 —

1. 服装整洁
2. 仪表符合要求
3. 态度和蔼可亲

1. 医师开具电子医嘱，护士审核后打印任务单
2. 根据静脉任务单进行身份核对（住院号、姓名），向患者解释操作目的
3. 评估患者病情、意识及合作程度；检查输液情况
4. 询问上次注射后有无不适，如患者出现胸部疼痛、心悸等则必须进行X线透视检查，重新评估整个装置的位置

—— 评估

1. 治疗盘、治疗车清洁可用，洗
2. 手备齐用物，并检查有效期
3. 无菌纱布、6 cm×7 cm伤口敷料、无菌手套、聚维酮碘/2%葡萄糖醇氯己定溶液棉球、手消毒液
4. 无菌巾及无菌盘；10 ml生理盐水若干及砂轮，20 ml针筒若干，100 U/ml的肝素稀释液
5. 铺无菌盘：抽吸20 ml生理盐水，100 U/ml的肝素稀释液5 ml，放入无菌盘
6. 处理用物，洗手

操作前准备 —

1. 携物至患者床旁，2种方法进行身份核对（住院号、姓名），解释
2. 帮助患者取适当体位，充分暴露穿刺部位，其他部位注意保暖

患者准备 —

1. 关闭延长管的夹子，去除输液系统
2. 冲管：换接20 ml无菌生理盐水用脉冲法缓慢冲管后正压夹管（确保冲干净导管内残留药液），冲洗过程中观察患者有无胸闷、胸痛、药物外渗的现象
3. 换接100 U/ml的肝素稀释液注射器，3~5 ml脉冲法缓慢冲管后正压夹管
4. 揭去旧敷料，观察给药盒周围皮肤，如出现局部红斑、水肿、溃疡、发热、疼痛等可能的感染，要及时处理
5. 快速手消毒液洗手；戴无菌手套
6. 拔针：左手以拇指、示指、中指固定输液港体，让患者做深吸气后屏住同时拔除针头；拔针后，用无菌纱布局部加压止血直至局部止血完全，同时密切观察患者的呼吸、面色及插针部位皮肤情况

操作 —

1. 撤用物，安置患者体位，再次核对患者身份；告知患者注意事项（保持局部的清洁干燥，如出现发红、发热、疼痛、溃疡等不适需及时告诉医生；治疗间歇期每4周维护1次）
2. 整理用物，脱无菌手套，洗手，记录

操作后 —

7. 检查针头是否完整，用聚维酮碘棉球消毒插针部位3遍/2%葡萄糖醇氯己定棉球消毒插针部位2遍，保持穿刺点24 小时密闭

图 2-19　输液港使用后的拔针流程

长度>2.54 cm(1 in),有脓液流出。

2. 预防

(1)操作前评估：评估患者生理、行为、认知和心理状态,以及穿刺部位情况、预期的舒适度、治疗方案、风险因素。

(2)操作前准备：选择最适当的血管通路装置,同时做好患者准备、环境准备。

(3)操作过程：注重皮肤消毒,使用无菌手套,遵守和保持无菌技术,针对不同的血管通路进行正确固定。

(4)操作后护理：外周静脉留置针至少每 4 小时评估 1 次,对于新生儿、儿童、重症患者,每小时评估 1 次;中心静脉导管每班评估 1 次。

3. 处理

(1)评估输液疗法、血管通路装置、药物输液流速需求,确定是否拔除导管。

(2)拔除装置后应对穿刺点监测 48 小时,以便及时发现静脉炎。

(3)使用水胶体类敷料、多酸黏多糖乳膏。

二、穿刺点渗血、渗液

1. 临床表现

静脉输液过程中,血液、药液进入静脉管腔以外的周围组织。

2. 预防

(1)选择适当的血管通路装置和穿刺部位以降低风险。

(2)间断性输液,每次输液前评估。对于连续性输液,应定期评估所有血管通路装置的通畅性,是否出现渗血、渗液的症状和体征。

（3）对患者或护理人员进行相关知识、护理干预措施等内容的教育，认识渗血、渗液的危险因素。

（4）认识到不同特殊溶液和药物之间的差异，及时发现渗血、渗液的症状和体征，限制进入组织的量。

3. 处理

（1）患者穿刺部位上方或附近、导管尖端位置或整条静脉通路发生红、肿、热、痛时立即停止输液。

（2）根据从静脉渗出的溶液或者药液等特性，采取适当的护理措施。

（3）进行患者及护理人员的宣教工作。

三、 导管相关性静脉血栓

1. 临床表现

置管侧手臂肿胀、疼痛。

2. 预防

（1）在中心血管通路装置置入之前，应对患者发生静脉血栓的危险因素进行评估。

（2）选择使用具有最低血栓形成风险类型的中心血管通路装置。

（3）确保所有中心血管通路装置的尖端位于上腔静脉或上腔静脉右心房交界部位的下 1/3 处。

（4）了解无临床症状的中心血管通路装置相关的深静脉血栓。

（5）鼓励患者使用非药物的对策预防血栓，包括置入导管的肢体进行及早活动，日常生活的正常活动，轻微的肢体锻炼和补充足够的水分。

3. 处理

（1）构建血管通路装置相关性静脉血栓防治体系并应用于临床。

（2）患肢抬高、制动，忌按摩及冷热敷。

（3）多学科联合会诊，寻求最合适处理方式。

四、导管堵塞、滑脱、断裂

1. 临床表现

滴速减慢，输液泵报警，无法抽到回血，外露导管长度增加，输液时疼痛。

2. 预防

（1）定期评估中心血管通路装置的通畅性、无阻力冲洗导管和产生血液回流的功能。

（2）应使用血管通路装置进行输液或采血前评估导管完整性。

（3）穿刺部位发生渗漏提示导管破裂。

（4）了解最常见的导管滑脱、断裂机制，对可能引起的原因进行评估。

3. 处理

（1）怀疑导管堵塞时，与静脉治疗团队顾问协作，制定适当的处理措施。

（2）输注溶栓剂时，避免对堵塞的中心血管通路装置用力过猛，应采用负压技术以降低导管损坏的风险，并消除腔内液体。

（3）用不小于 10 ml 的注射器推注溶栓剂；冲洗管腔前抽吸溶解物并丢弃。

（4）如果用中心血管通路装置清除术不能使导管通畅,可考虑其他措施;如果不能恢复导管通畅,应考虑拔除导管。导管拔除后,检查导管的尖端和长度,将拔除长度与置入长度进行比较,看是否有损坏和破损。

（5）考虑对导管损坏或破裂进行修复。

（6）如不能修复导管,应置入新的导管。

五、 皮肤反应

1. 临床症状

局部皮肤发生瘙痒、疼痛、皮疹等不适。

2. 预防

（1）对新生儿、儿童、孕妇、老年人等特殊人群提供个性化护理,在输液治疗期间提供血管通路装置的正确护理和维护措施。

（2）关注患者皮肤不适等主诉。

3. 处理

针对皮肤情况找出涉及的所有因素,对患者的皮肤敏感性进行评估,选择适合的消毒物品,根据患者病情决定是否继续使用输液的治疗方式。

第三章 消毒与隔离

❖❖ 第一节 可重复使用器械、器具和物品的消毒 ❖❖

感染病确诊患者应分区域安置,单间隔离;经病原学确诊的同种疾病患者可以同室安置,但病床距离应>1.1m。确诊新发感染病患者应尽可能使用一次性诊疗器械、器具和物品,严格执行"一用一换一消毒"原则,如确需使用可重复使用的器械、器具和物品时,应按以下原则和流程处置。

一、基本原则

(1) 严格按照清洁区、潜在污染区和污染区的划分,在发热门诊或隔离病区就地进行规范消毒预处理后再进行转运,防止感染扩散。

(2) 消毒供应中心应使用"特殊感染器械"专用密闭回收容器或密闭回收车,按照医院感染防控指定路线单独回收。运送工具固定使用,专区存放。

(3) 污物接收区工作人员做好防护工作,穿戴好防水隔离衣、口罩、帽子、面罩、手套等防护用具,做好手卫生。接收接触或疑似感染病患者使用的物品、器械，应先用含有 2 000 mg/L 有效氯消毒液浸泡 60 分钟，再按常规物品的清洗消毒流程处理，并做好登记工作。

（4）确诊患者尽量采用一次性用物，使用后的床单位用品放双层黄色垃圾袋中，并标识"确诊新发感染病患者用"，按规范消毒清洁。

（5）确诊患者进入病区时，换下的衣服及物品用双层白色塑料袋封闭放置。

二、 消毒与回收

（1）墙面、地面消毒：用含有 1 000～2 000 mg/L 的含氯消毒液擦洗、拖拭。

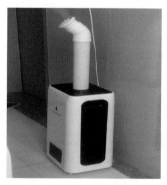

图4-1　空气消毒机

（2）空气消毒：采用含有次氯酸二氧化氯消毒剂进行喷洒（图 4-1），30 分钟后开门窗通风，每日 3～4 次。

（3）使用后的可重复使用的医疗器械、器具和物品就地消毒预处理。

1）护目镜：每次佩戴后，用 2 000 mg/L 含氯消毒剂浸泡 30 分钟后冲净、擦干备用。

2）防护面罩：每次佩戴后，拆下各个组件，使用 2 000 mg/L 含氯消毒剂浸泡 30 分钟，冲净、擦干备用。碰到患者血液、体液分泌物者则用 10 000 mg/L 含氯消毒液浸泡。

（4）尽量采用无纸化办公。无法采用的使用纸张消毒柜经消毒后方可带离(图4-2)。

(5)消毒预处理后的器械、物品用双层防渗漏收集袋分层封扎,包外标注"感染"标识。

(6)回收人员穿戴一次性工作帽、一次性医用外科口罩或医用防护口罩、工作鞋、双层乳胶手套,使用专用密闭回收容器或密闭回收车在指定地点(隔离区域以外)进行物品交

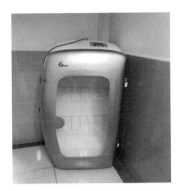

图4-2 纸张消毒柜

接,将密闭包装好的器械物品放入密闭容器或车内,更换外层手套,并按照医院感染防控指定路线单独返回消毒供应中心去污区。

(7)回收物品到达消毒供应中心去污区的处置专区,采用1000 mg/L的含氯消毒剂对回收容器和防渗漏收集袋外表面进行喷雾消毒处理。

(8)处置专区操作人员穿戴一次性工作帽、一次性医用外科口罩或医用防护口罩、防渗透隔离衣、防护眼罩或防护面屏、双层乳胶手套、防护鞋并套鞋套。禁止穿着防护用品离开工作区域。

(9)耐湿、耐热的诊疗物品首选机械清洗热力消毒,压力蒸汽灭菌;不耐热的物品可选择低温下手工清洗化学消毒。

(10)工作结束后,操作人员严格遵循穿脱防护用品要求,将使用后的一次性防护用品弃于双层黄色垃圾袋内。

(11)患者的排泄物、分泌物、呕吐物等用专用容器收集,用含氯消毒剂(2000 mg/L)按粪、药比例1∶2浸泡消毒2小时之后,按医疗废弃物集中处置。

❖ 第二节　医疗废弃物处理 ❖

一、分类收集

确诊病例的发热门诊和病区产生的废弃物(含医疗废物和生活垃圾,均应按医疗废物分类收集。

二、规范包装容器

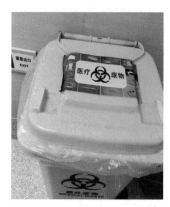

图 4 - 3　医疗废弃物收集桶

（1）医疗废弃物专用包装袋、利器盒的外表面应有警示标识,使用前认真检查,确保无破损、无渗漏。医疗废弃物收集桶应当为脚踏式并带盖(图 4 - 3)。

（2）医疗废弃物达到包装袋或利器盒 3/4 时,应有效、严密封。

（3）使用双层包装袋盛装医疗废弃物时,采用鹅颈结式封口,分层封扎。

三、安全收集

（1）按照医疗废弃物类别及时分类收集,控制感染风险。盛装医疗废弃物的包装袋和利器盒外表面被污染时,应增加一层包装袋。

（2）分类收集使用后的一次性隔离衣、防护服等物品。

（3）每个包装袋、利器盒均应系有或粘贴中文标签，标签内容包括医疗废物产生单位、产生部门、产生日期。类别特别说明中标注"感染性疾病"或简写为"感染"。

（4）潜在污染区和污染区产生的医疗废弃物处置：医疗废弃物在离开污染区前应对包装袋表面采用1000 mg/L含氯消毒液喷洒消毒（注意喷洒均匀）或在其外面加套一层医疗废弃物包装袋；清洁区产生的医疗废弃物按照常规的医疗废弃物处置。

（5）病原微生物标本处理：如含病原微生物标本和相关保存液等高危险废物，应当在产生地点进行压力蒸汽灭菌或化学消毒处理，之后按感染性废物收集处理。

（6）一旦发现医疗废弃物流失、渗漏、扩散，应立即上报，按有关规定及时采取紧急处理措施。

第四章 职业防护

◈》第一节 防护用品选择与防护措施《◈

一、防护用品选择

护理人员应根据工作区域选择恰当的防护用品级别(表4-1)。

表4-1 防护用品的选择及适用范围

防护级别	适用范围	防护工具
一级防护	普通门(急)诊、普通病房,从事一般性诊疗活动	一次性工作帽、医用外科口罩、工作服、一次性乳胶手套(必要时)
二级防护	发热门诊	一次性工作帽、医用防护口罩(N95)、护目镜或防护面屏、防护服或隔离衣、一次性乳胶手套、一次性鞋套(必要时)
三级防护	发热门诊隔离区、隔离病房、相关实验室	一次性工作帽、医用防护口罩(N95)、护目镜或防护面屏、防护服、防渗一次性隔离衣、双层一次性乳胶手套、工作鞋或胶靴、防水靴套、一次性鞋套、防护头罩(必要时)

二、防护措施

（一）手卫生

1. 手卫生 5 个时刻

"两前"即接触患者前、无菌操作前；"三后"即接触患者后、接触患者体液后、接触患者床单位后。

2. 七步洗手法

按照正确洗手流程完成手卫生，详细步骤如下：

（1）掌心相对，手指并拢相互揉搓。

（2）手心对手背沿指缝相互揉搓，交换进行。

（3）掌心相对，双手交叉沿指缝相互揉搓。

（4）弯曲各手指关节，双手相扣进行揉搓，交换进行。

（5）一手握另一手大拇指旋转揉搓，交换进行。

（6）一手指尖在另一手掌心旋转揉搓，交换进行。

（7）揉搓手腕，交换进行。

3. 注意事项

（1）手部无可见污染物时，宜使用含酒精成分的速干手消毒剂进行手卫生。

（2）手部有可见污染物时，用皂液和流动水清洗双手。

（3）直接为感染病患者进行检查、治疗、护理或接触感染性疾病患者的体液及传染性病原微生物污染的物体后，应先洗手，然后使用速干手消毒剂进行手卫生。

（4）手卫生时间：流动水 40～60 秒，速干手消毒剂 20～30 秒。

（二）戴口罩

1. 口罩的选择

（1）一次性医用口罩：适用于非患者聚集区域，如办公室、图书馆、会议室、病案室等。

（2）医用外科口罩：适用于医院诊疗区域。

（3）医用防护口罩：适用于发热门诊，有疑似或确诊患者的区域，以及采集呼吸道标本、气管插管、气管切开、无创通气、吸痰等可产生气溶胶操作时。

2. 正确佩戴口罩

根据实际使用场景，选择合适的口罩，按要求规范佩戴。

3. 注意事项

（1）戴口罩前与摘口罩后均应正确洗手。

（2）戴口罩时，不碰口罩内侧面；摘口罩时，不碰口罩外侧面。

（3）保证口罩方向正确。

（4）保持口罩与面部贴合；若为 N95 口罩，需进行密闭性检查。

（5）口罩表面不留褶皱。

（三）防护用品穿戴与摘脱

1. 穿戴防护用品

严格按照流程正确穿着。具体流程见图 4 - 1。

2. 摘脱防护用品

严格按照流程在指定区域正确摘脱。具体流程见图 4 - 2。

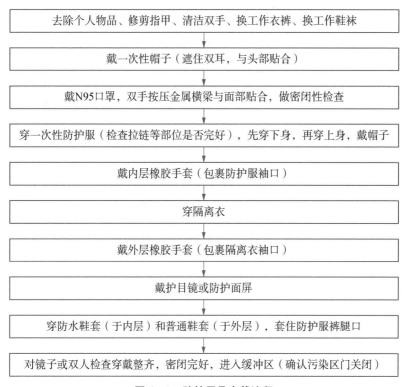

去除个人物品、修剪指甲、清洁双手、换工作衣裤、换工作鞋袜

戴一次性帽子（遮住双耳，与头部贴合）

戴N95口罩，双手按压金属横梁与面部贴合，做密闭性检查

穿一次性防护服（检查拉链等部位是否完好），先穿下身，再穿上身，戴帽子

戴内层橡胶手套（包裹防护服袖口）

穿隔离衣

戴外层橡胶手套（包裹隔离衣袖口）

戴护目镜或防护面屏

穿防水鞋套（于内层）和普通鞋套（于外层），套住防护服裤腿口

对镜子或双人检查穿戴整齐，密闭完好，进入缓冲区（确认污染区门关闭）

图4-1　防护用品穿戴流程

3. 摘脱防护用品的注意事项

（1）动作轻柔，避免产生气溶胶而暴露。

（2）尽量避免多人同时摘脱防护用品。若有多人，应同步完成各环节。

（3）皮肤不要触及污染面，防止暴露。

（4）一次性防护用品，用后放入黄色医疗垃圾袋中作为医疗废弃物处置，并始终保持医疗垃圾桶处于关闭状态。

潜在污染区

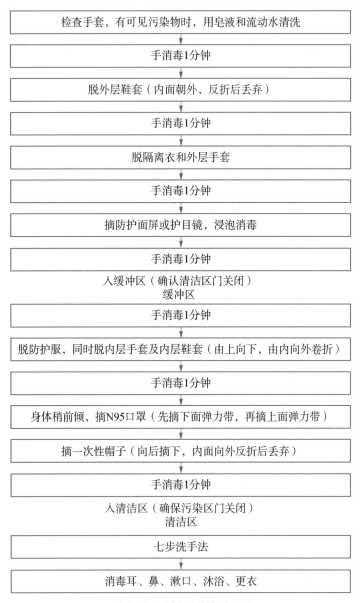

检查手套，有可见污染物时，用皂液和流动水清洗

手消毒1分钟

脱外层鞋套（内面朝外，反折后丢弃）

手消毒1分钟

脱隔离衣和外层手套

手消毒1分钟

摘防护面屏或护目镜，浸泡消毒

手消毒1分钟

入缓冲区（确认清洁区门关闭）
缓冲区

手消毒1分钟

脱防护服，同时脱内层手套及内层鞋套（由上向下，由内向外卷折）

手消毒1分钟

身体稍前倾，摘N95口罩（先摘下面弹力带，再摘上面弹力带）

摘一次性帽子（向后摘下，内面向外反折后丢弃）

手消毒1分钟

入清洁区（确保污染区门关闭）
清洁区

七步洗手法

消毒耳、鼻、漱口、沐浴、更衣

图4-2　防护用品摘脱流程

◆》第二节 职业暴露的处理《◆

发生职业暴露的处理流程见图4-3。

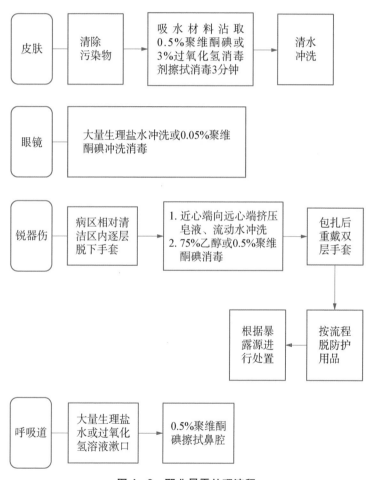

图4-3 职业暴露处理流程

注：发生职业暴露后立即上报，并评估是否需要医学观察。如需观察，驻地单间隔离14天，有症状时及时就诊。

◆▷ 第三节　针刺伤处理及上报流程 ◁◆

发生针刺伤的处理及上报流程见图 4-4。

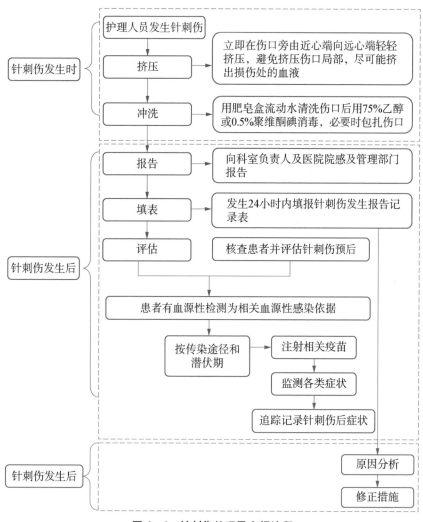

图 4-4　针刺伤处理及上报流程

◆》第四节　医护人员自我心理护理《◆

一、心理状态

护理人员身处防疫前线,可能存在左右为难、疲惫无力、担心、挫败、批判等感觉以及紧张等情绪,也易发生注意力不集中、失眠等问题。

二、心理调适

(1) 及时更新学习疾病及防疫等专业知识信息,增加工作的确定性。

(2) 允许自己有不良情绪和感受,但要建立自我能耐受、会恢复的信心。

(3) 保证充足的休息与营养。

(4) 采取适当的运动与体育锻炼,增强体质。

(5) 选择适合自身的心理放松活动或训练,如听音乐、健身等。

(6) 寻求他人帮助,如同事、亲朋、领导、志愿者、心理专业人员等的帮助。

图书在版编目(CIP)数据

新发感染病患者静脉治疗手册/奴怡冰,钱梅,包江波主编. —上海:复旦大学出版社,2021.11
ISBN 978-7-309-15956-1

Ⅰ.①新… Ⅱ.①奴…②钱…③包… Ⅲ.①感染-静脉内注射-输液疗法-手册
Ⅳ.①R457.2-62

中国版本图书馆 CIP 数据核字(2021)第 190210 号

新发感染病患者静脉治疗手册
奴怡冰　钱　梅　包江波　主编
责任编辑/贺　琦

复旦大学出版社有限公司出版发行
上海市国权路 579 号　邮编:200433
网址:fupnet@ fudanpress.com　http://www.fudanpress.com
门市零售:86-21-65102580　　团体订购:86-21-65104505
出版部电话:86-21-65642845
上海丽佳制版印刷有限公司

开本 890×1240　1/32　印张 3　字数 70 千
2021 年 11 月第 1 版第 1 次印刷

ISBN 978-7-309-15956-1/R·1910
定价:60.00 元